Lo que deberías saber sobre el espacio epidural

Lo que deberías saber sobre el espacio epidural

Dr. Gregorio Kitaj

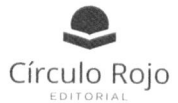

Círculo Rojo
EDITORIAL

Primera edición: diciembre 2025

Depósito legal: AL 5620-2025

ISBN: 979-13-7016-894-0

Impresión y encuadernación: Editorial Círculo Rojo

© Del texto: Dr.Gregorio Kitaj
© Maquetación y diseño: Equipo de Editorial Círculo Rojo

Editorial Círculo Rojo
www.editorialcirculorojo.com
info@editorialcirculorojo.com

Impreso en España — Printed in Spain

PRÓLOGO

La técnica de anestesia extradural, epidural o peridural consiste en la interrupción temporal de la transmisión de los impulsos nerviosos causada por la inyección de un anestésico local en el interior del espacio extradural o epidural.

Digamos de entrada que las palabras epidural, peridural y extradural, usadas indistintamente por diferentes autores y publicaciones, son sinónimos de un mismo espacio anatómico.

Existe la tendencia a creer que la analgesia epidural es un proceso reciente en anestesia, lo que se explica posiblemente por el declive de la popularidad de esta técnica desde los años cuarenta y la búsqueda de métodos que reúnan sus ventajas o cualidades y que no tengan sus efectos indeseables.

En realidad, la utilización de este espacio data de más antiguo. En 1901, los investigadores franceses Sicard y Cathelin, describieron las inyecciones epidurales a través del hiato sacro.

Hacia 1920, este método se había hecho popular y Zweifel pudo analizar la incidencia de los casos fatales entre 4.200 bloqueos epidurales sacros registrados en la literatura.

Aunque también se había demostrado a principios de siglo la posibilidad del abordaje interespinoso del espacio epidural, dicho espacio anatómico fue abordado por primera vez con fines anestésicos, por Fidel Pagés quien en 1921 realizó anestesias epidurales para la cirugía abdominal.

Sin embargo, sus trabajos, publicados en una revista de sanidad militar, pasaron inadvertidos.

Diez años más tarde, en 1931, el italiano Dogliotti identifica el espacio epidural al observar la pérdida de resistencia que encuentra la aguja al atravesar *el ligamento amarillo*, e introduce y populariza la anestesia epidural, que empieza a utilizarse en distintos centros.

Hess (1934), Odon (1936) y Harger (1941) en Estados Unidos y Gutiérrez (1939) en Sudamérica, utilizaron este método.

En 1935, Graffagnino y Jeyler publicaron sus resultados en obstetricia.
Años más tarde, con el descubrimiento de la lidocaína y otros anestésicos más potentes y menos tóxicos, así como la aparición de las técnicas continuas, la anestesia epidural adquiere gran difusión.

Debemos citar aquí a Curbelo, quien en 1949 introduce en el espacio epidural (EE) un catéter uretral a través de la aguja de Tuohy con fines quirúrgicos.

En el mismo año, Flowers, Hellman e Hingson (1949) utilizan un tubo de polivinilo para bloqueos epidurales continuos.

Algunos años más tarde, Bromage (1954) publica una extensa monografía dedicada a la técnica epidural, en la que sienta las bases físico-químicas para su aplicación.

No obstante, este trabajo, que tiene un gran valor científico y técnico, deja bastantes incógnitas planteadas que se comprueban en la práctica profesional. Al revisar la bibliografía, se observa que el espacio epidural era tratado muy superficialmente desde el punto de vista embriológico, anatómico y fisiológico.

Por ello, el objetivo de este trabajo es hacer un estudio a fondo de todas las posibilidades que, desde distintos puntos de vista, nos ofrece este espacio. Consideramos interesante dividir este trabajo en varios capítulos: *embriológico, anatómico y fisiológico del espacio epidural (EE).*

EMBRIOLOGÍA

Las teorías primitivas de Hiiss (1865) y Kolliker (1865), respecto al origen mesenquimatoso de las meninges, no se pueden mantener actualmente.

Numerosos datos de experimentación han demostrado que las meninges tienen un origen mixto meso- y ectomesenquimatoso, con predominio del primero en la formación de la paquimeninge y de células ectodérmicas en la cresta neural de la leptomeninge (Oberlung, 1922; Harver y Burr; 1926; Van Campenhout, 1933; Raven, 1936; y Harrison, 1938).

Este hecho ha sido demostrado en embriones humanos por Ruano y Domenech Rato en 1973.

Se sabe que el mesénquima que rodea el tubo neural se condensa para formar una cubierta o membrana denominada meninge primitiva.

La capa más externa de la meninge primitiva se engruesa para formar la duramadre, mientras que la capa más interna se conserva más delgada y se convierte, después de dividirse en dos capas, en piamadre y aracnoides, las cuales forman juntas la leptomeninge.

El origen de la piamadre y de la aracnoides a partir de una capa única, se puede verificar en el adulto por las numerosas bandas delicadas de tejido conectivo (trabéculas aracnoideas) que pasan entre ellas.

En el orden embriológico, pudimos observar que el espacio epidural es visible al microscopio óptico a partir de fetos de 37 mm de longitud vértex coxis (48-50 días de gestación (Figs. 1, 2 y 3).

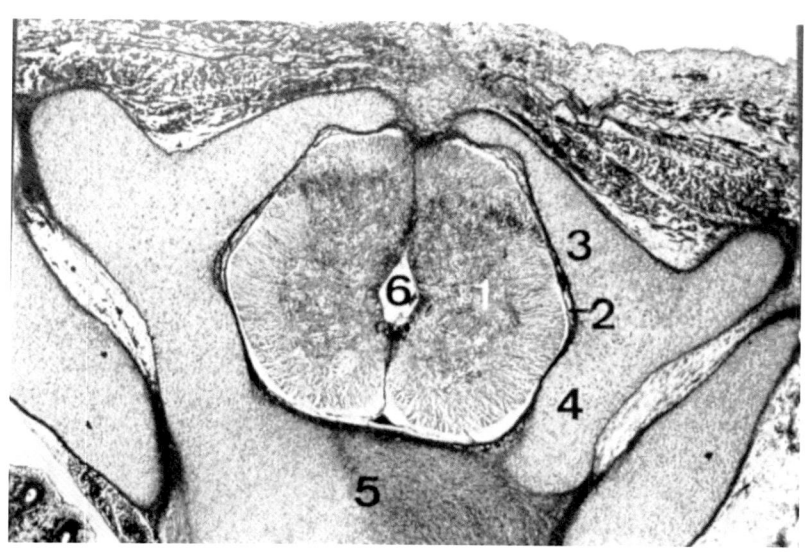

Fig. 1. Feto GM 2. 10X. Corte transversal. 1) Médula espinal, 2) espacio epidural, 3) lámina, 4) pedículo, 5) cuerpo vertebral, 6) epéndimo.

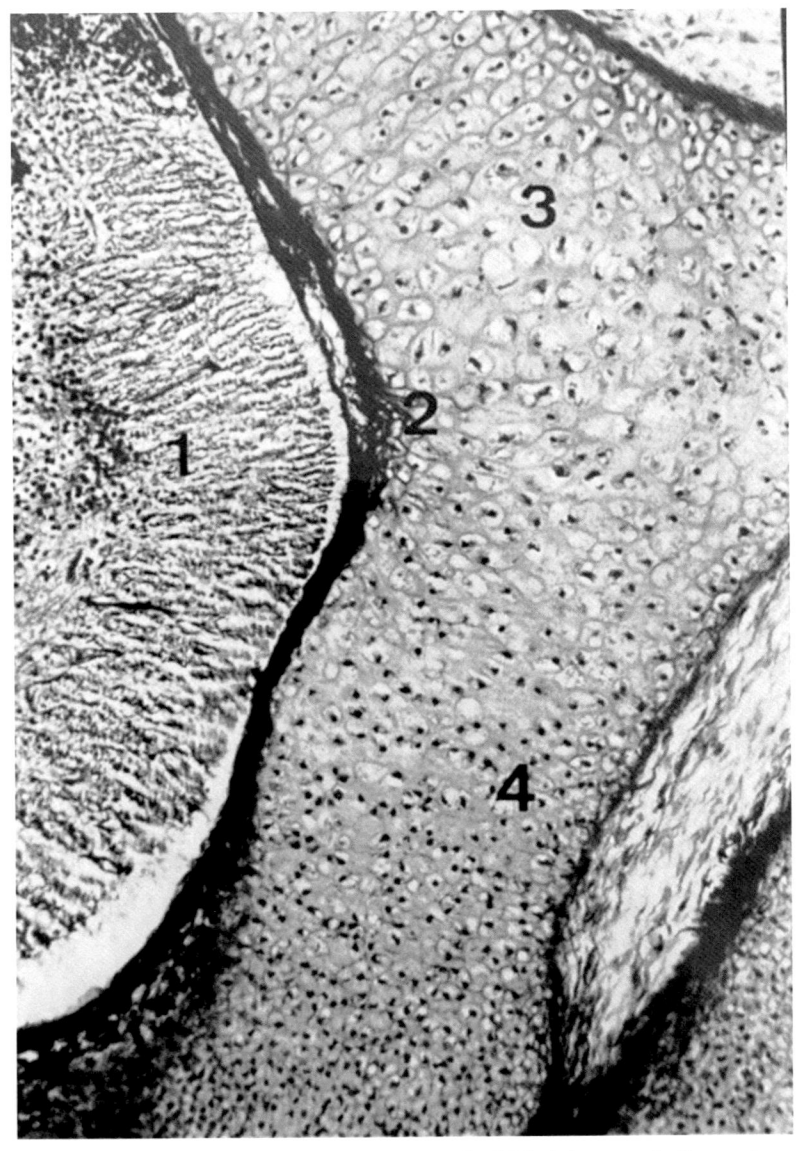

Fig. 2. Feto GM 2, 40X. Corte transversal. 1) Médula espinal, 2) espacio epidural, 3) lámina, 4) pedículo.

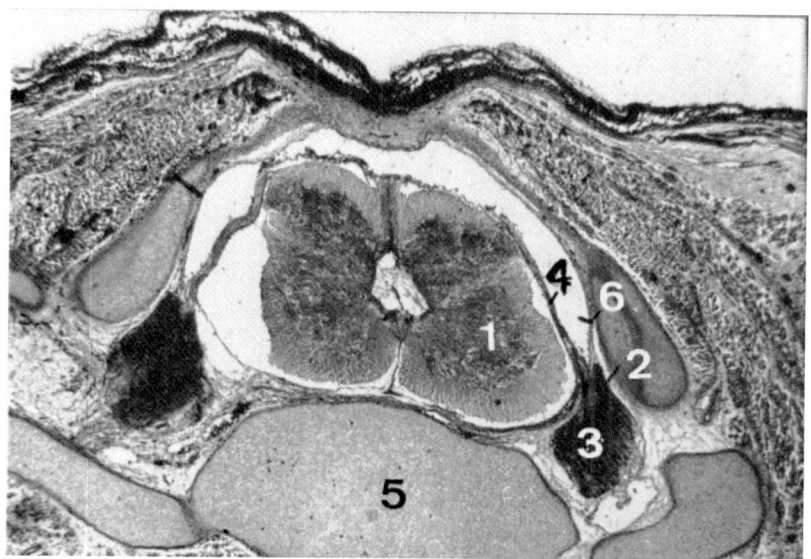

Fig. 3. Feto RM, 40X. Corte transversal. 1) Médula espinal, 2) espacio epidural, 3) ganglio raquídeo, 4) raíz posterior, 5) cuerpo vertebral, 6) duramadre.

Para estas observaciones se estudiaron los embriones y fetos de la extensa colección que posee el Departamento de Anatomía de la Facultad de Medicina Humana de Barcelona (profesor doctor Ruano Gil). Habiéndose conseguido ver y estudiar el espacio epidural (EE) a partir de fetos de 37 mm de longitud vértex coxis (48-50 días de gestación) (figs. 4, 5, 6, 7, 8 y 9).

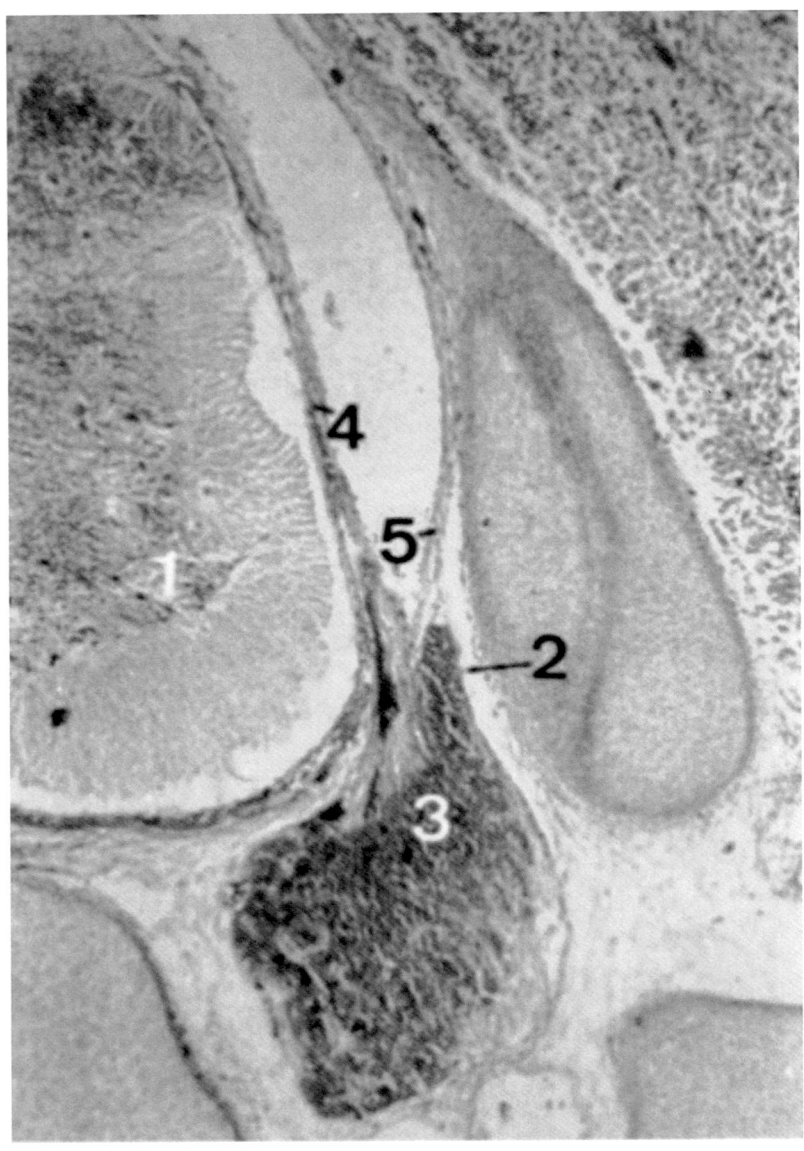

Fig. 4. Feto RM. 40 X Corte transversal. 1) Médula espinal, 2) espacio epidural, 3) ganglio raquídeo, 4) raíz posterior, 5) duramadre.

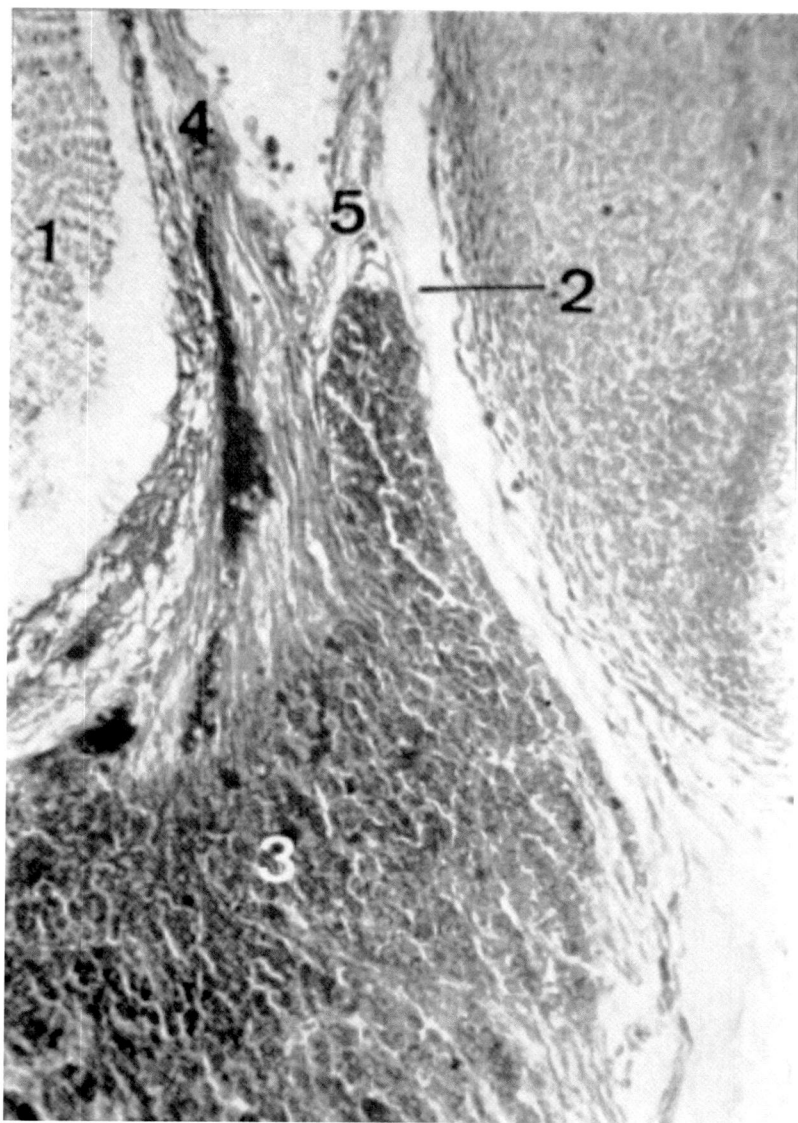

Fig. 5. Feto RM. 250X corte transversal, 1) médula espinal, 2) espacio epidural, 3) ganglio raquídeo, 4) raíz posterior, 5) duramadre.

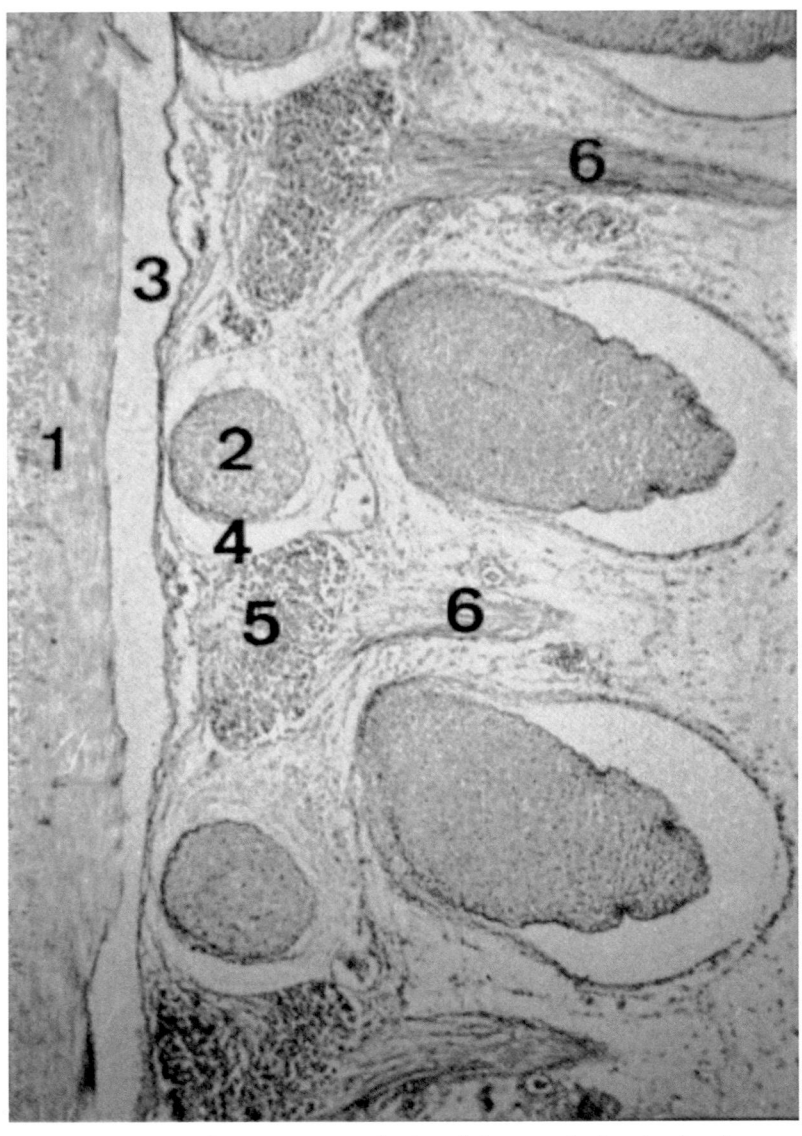

Fig. 6. Feto BW3. 40X.Corte Frontal. 1) medula espinal, 2) pedículo, 3) espacio subdural, 4) espacio epidural, 5) ganglio raquídeo, 6) nervio raquídeo.

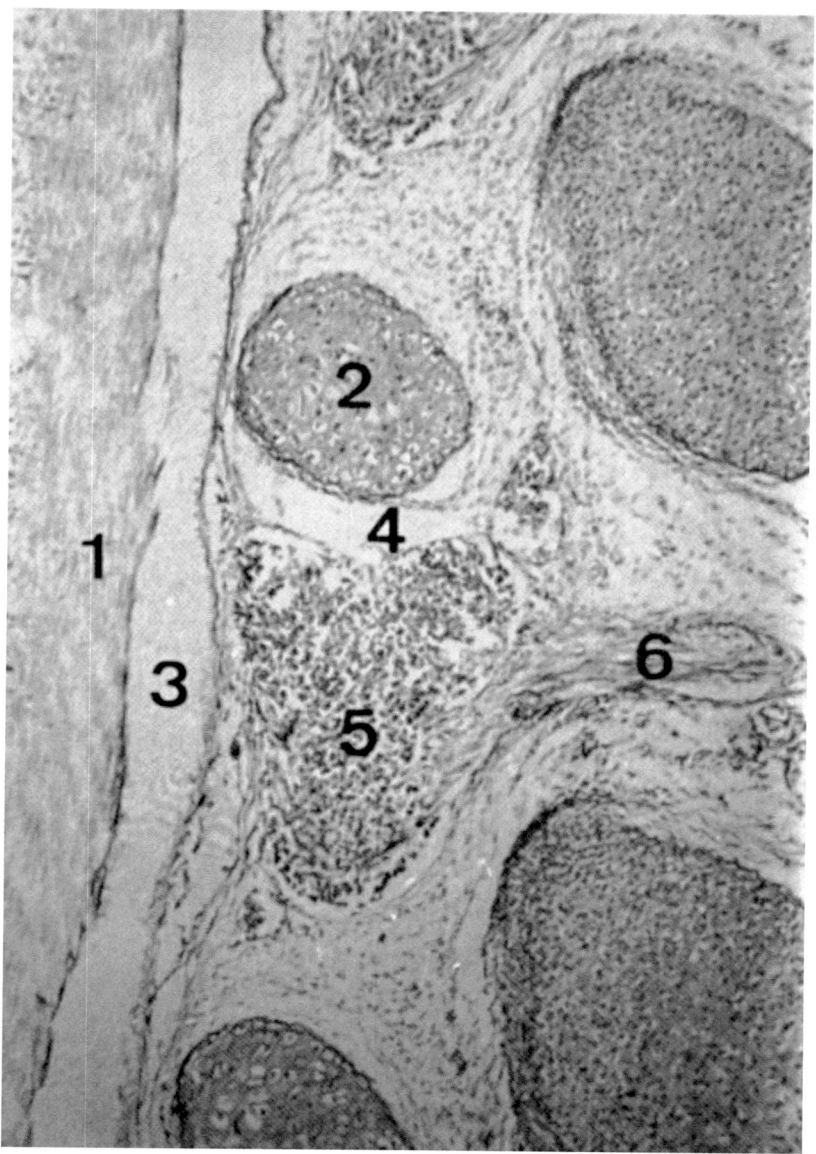

Fig. 7. Feto BW3 100 Corte Frontal. 1) médula espinal, 2) pedículo, 3) espacio subdural, 4) espacio epidural, 5) ganglio raquídeo, 6) nervio raquídeo.

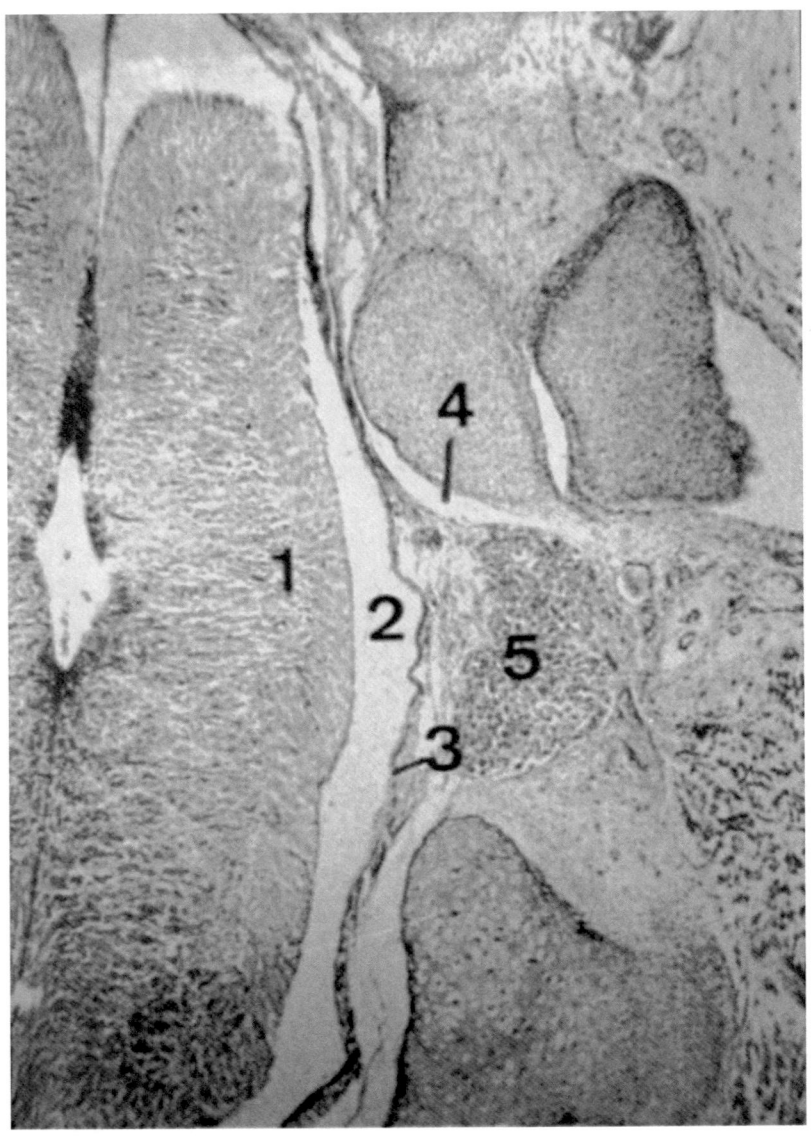

Fig. 8. Feto BW3. 40X Corte Frontal. 1)médula espinal, 2) espacio subdural, 3) duramadre, 4) espacio epidural, 5) ganglio raquídeo.

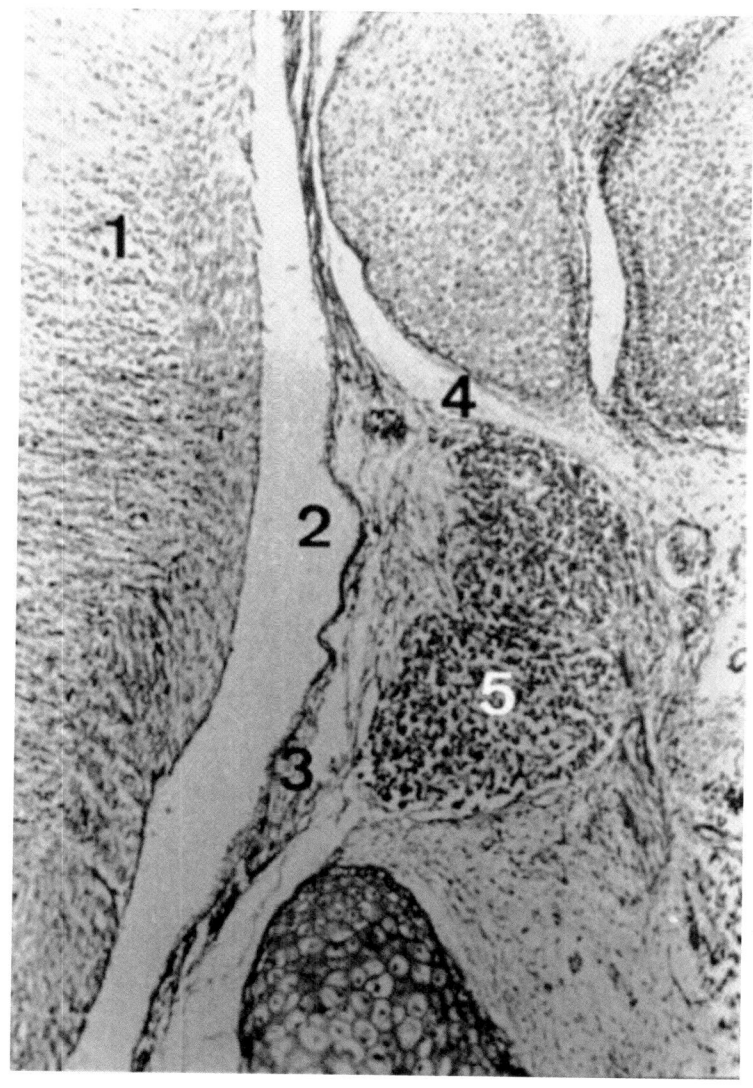

Fig. 9. Feto BW3 100X. Corte frontal 1) médula espinal, 2) espacio subdural, 3) duramadre 4) espacio epidural, 5) ganglio raquídeo.

De los observados a partir de esa edad solo se estudiaron los casos más demostrativos.

ANATOMÍA

Ante todo, trataremos de dilucidar los límites del espacio epidural, de los que, no hemos podido encontrar una descripción clara y rotunda en ningún trabajo ni artículo.

Hay autores como Doogliotti (1931), Harger (1941), Bromage (1954), etc., que hablan sobre la proyección y la continuidad lateral del espacio epidural (EE), pero ninguno de ellos lo confirma, ya que todos estudian el espacio como tal, y sobre todo a nivel de la médula espinal, solamente hasta el agujero de conjunción; luego, analizan el nervio por separado con sus correspondientes capas, sin relacionar la continuidad de ambos espacios.

En lo que hace referencia a los límites craneal y caudal del espacio epidural, conviene tener presente que la capa interna de la duramadre se adhiere firmemente a los bordes del agujero occipital, donde se funde con la capa externa o perióstica, lo que explica que las soluciones correctamente depositadas en el espacio epidural, no pueden penetrar a la cavidad craneal ni producir o provocar un bloqueo nervioso por encima del primer par de los nervios cervicales (figs. 10, 11, 12 y 13).

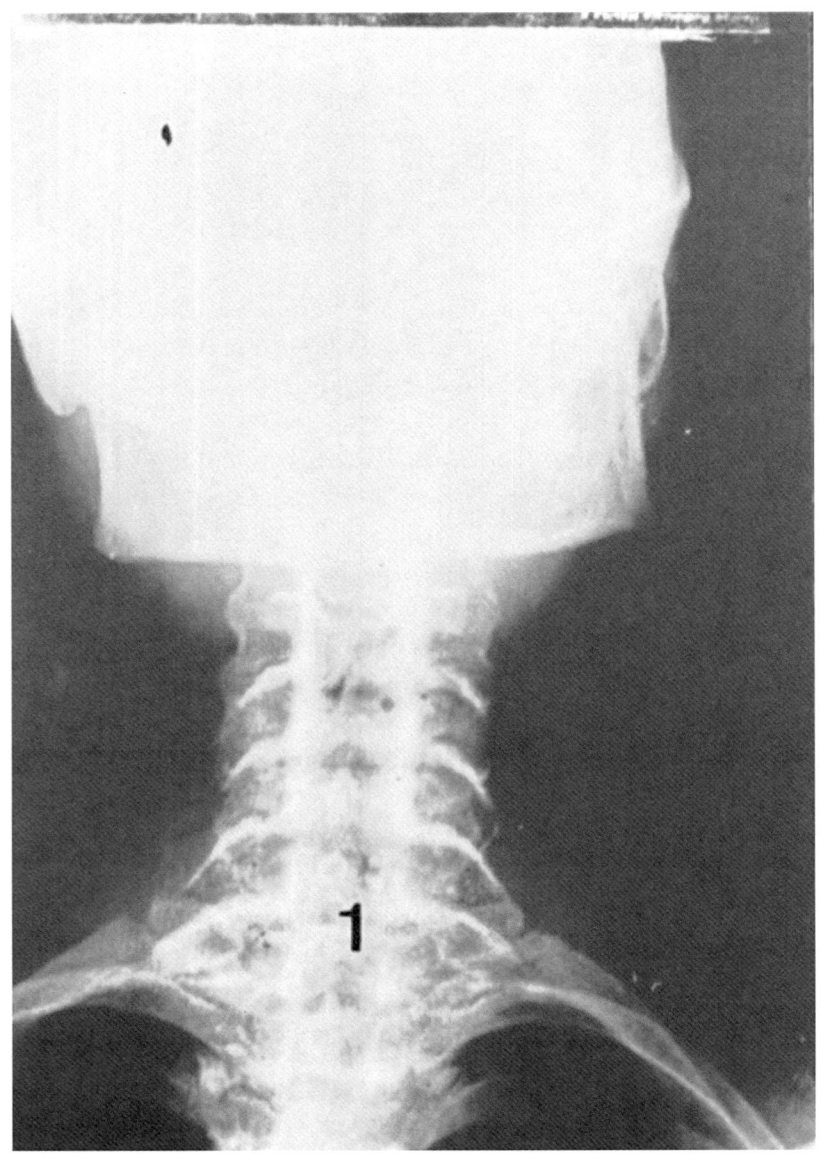

Fig. 10. 1) Contraste saliendo por los agujeros de conjunción.

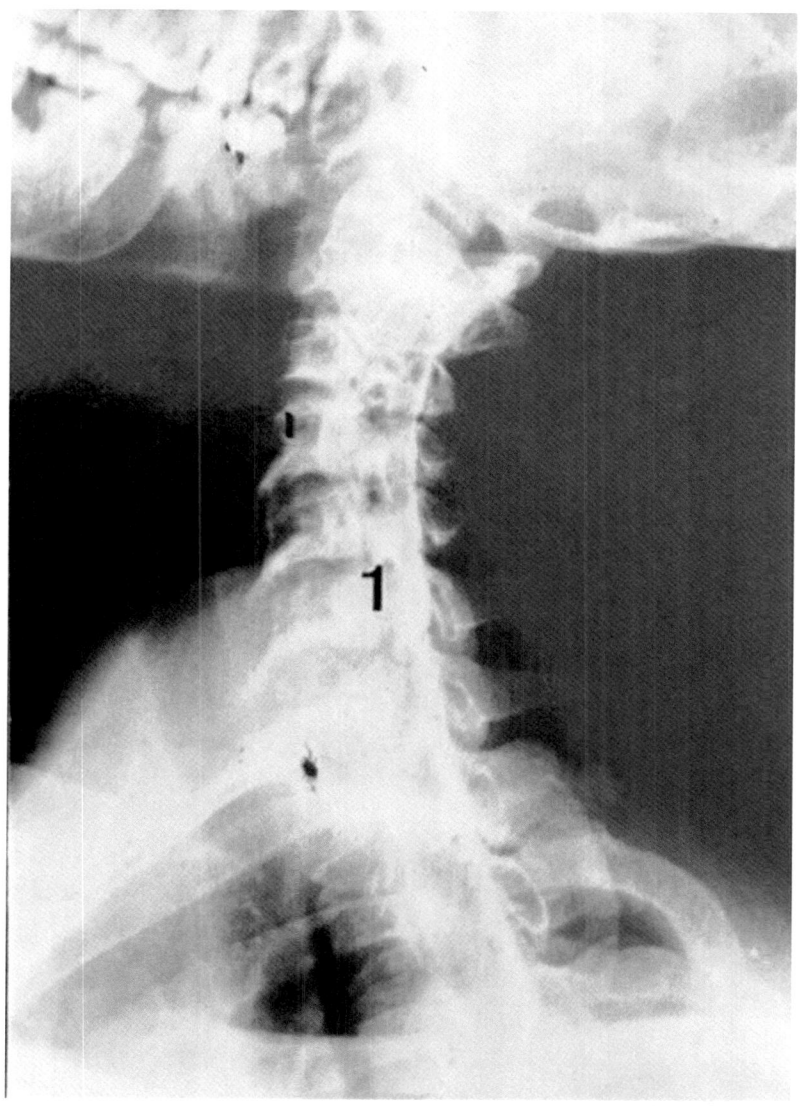

Fig. 11. Contraste saliendo por los agujeros de conjunción (vista lateral).

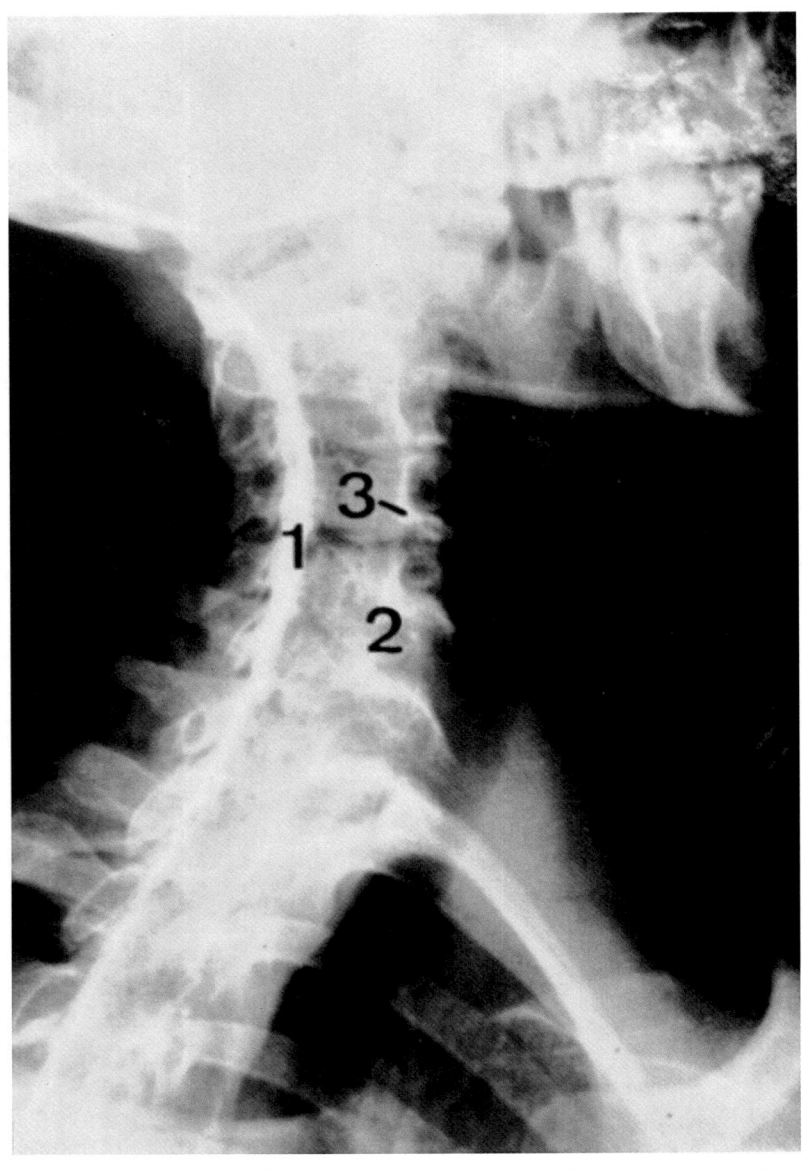

Fig. 12. 1) Espacio epidural dorsal, 2) espacio epidural ventral o anterior, 3) contraste saliendo por los agujeros de conjunción.

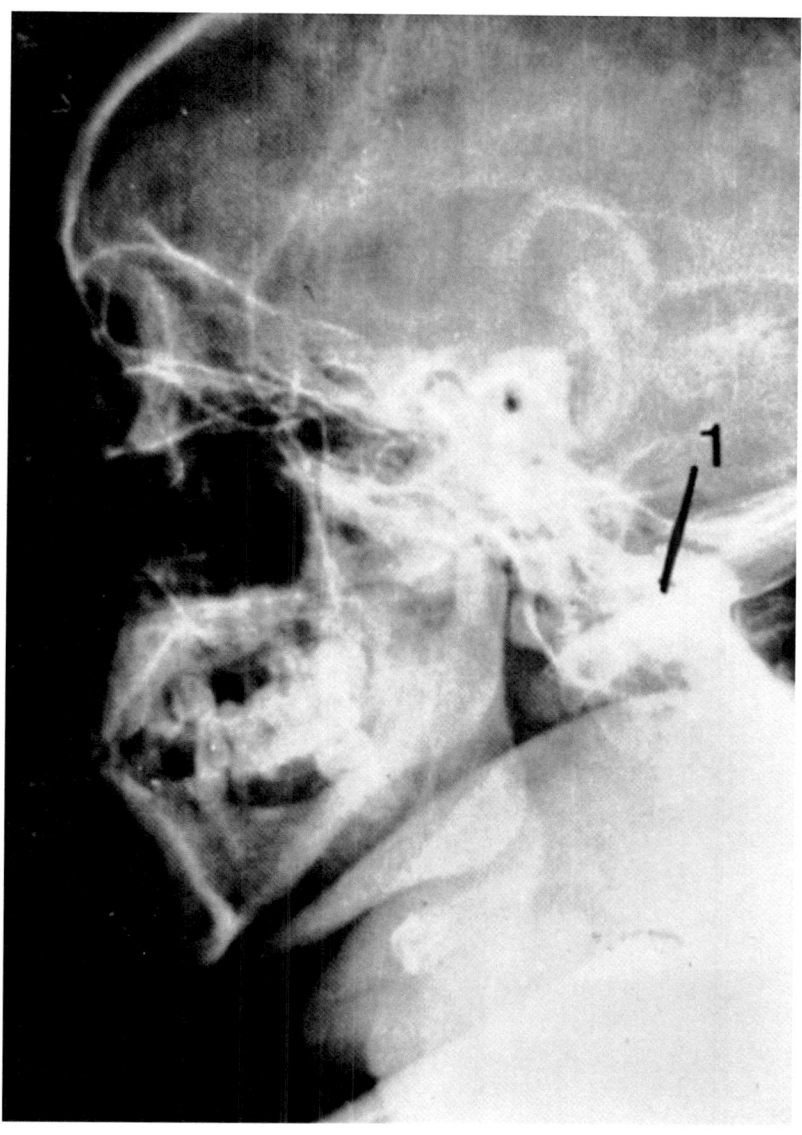

Fig.13. 1) Fondo de saco epidural craneal.

La capa externa de la duramadre espinal está laxamente unida al ligamento longitudinal posterior por bandas fibrosas que la mantienen fija.

El espacio epidural (EE) es más estrecho por delante y más amplio por detrás de la médula espinal, donde la capa interna de la duramadre no está adherida a la externa y la máxima anchura (6 mm) corresponde a la región dorsal media.

El límite caudal del mencionado espacio epidural viene dado por el ligamento sacrococcígeo que cierra el hiato sacro. (fig. 14).

Los 31 pares de nervios raquídeos, con sus prolongaciones durales, atraviesan el espacio epidural antes de salir por los agujeros intervertebrales.

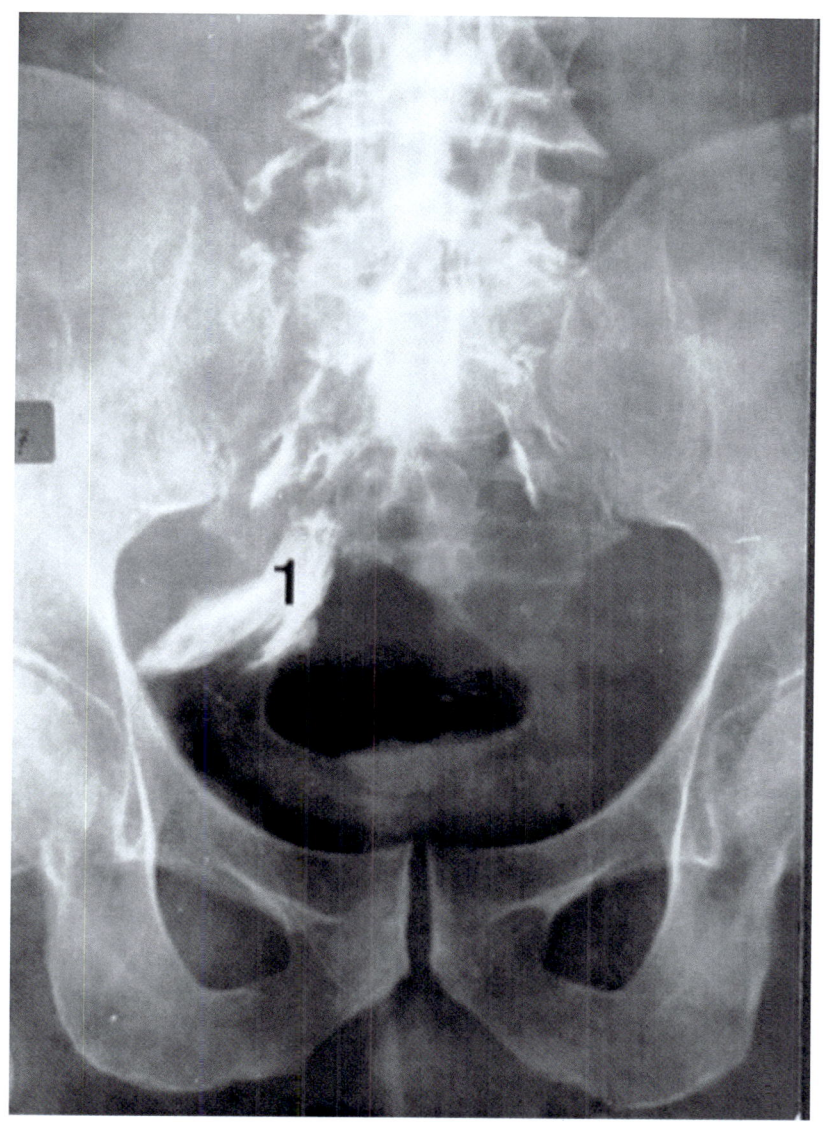

Fig. 14. 1) Fuga de contraste a través de los agujeros de las raíces sacras.

Estos agujeros intervertebrales son pasadizos entre los espacios epidural y paravertebral.

Las soluciones analgésicas inyectadas en estos pueden pasar de un espacio a otro, excepto en algunos ancianos, en quienes los agujeros pueden estar bloqueados por tejido fibroso, debido a la edad y al endurecimiento o calcificación de los tejidos.

El espesor del espacio epidural es variable. En la región anterior es prácticamente inexistente (solo algunos milímetros), mientras que en la región posterior se mide fácilmente.

En el esquema I se presenta una relación de las dimensiones en espesor del espacio epidural, datos suministrados por CHENG en 1969, que hizo mediciones cuidadosas de la anchura del mismo a todos los niveles.

ESQUEMA I		
Región	Espacio epidural	Espesor de la duramadre
Cervical	1 a 1, 5 mm.	1, 5 a 2 mm.
Dorsal alta	2, 5 a 3 mm.	1 mm.
Dorsal baja	4 a 5 mm.	1 mm.
Lumbar	5 a 6 mm.	0,33 a 0,66

ESQUEMA I
Tomada de Cheng

Aquí se estudiaron los cortes realizados con distintas orientaciones en fetos a término. En cada uno de estos ejemplares se hicieron cortes a nivel del conducto medular, el agujero de conjunción y el espacio intercostal.

Se inyectó tinta china en el espacio epidural (EE), mediante la técnica de punción sacra (en cadáver), y se pueden observar acúmulos de tinta china que forman las ramas ventral y dorsal del nervio raquídeo, habiendo sobrepasado en sentido lateral el ganglio raquídeo. También y se puede ver el tejido perigangliolnar y perineural impregnados con tinta china, lo que demuestra que dicha sustancia ha progresado desde el lugar de su inyección, siguiendo los espacios que rodean al ganglio raquídeo y a las distintas ramas de los nervios raquídeos. Se puede observar en las figuras: 15, 16, 17, 18, 19, 20, 21, 22, 23, 24, 25, 26 y 27.

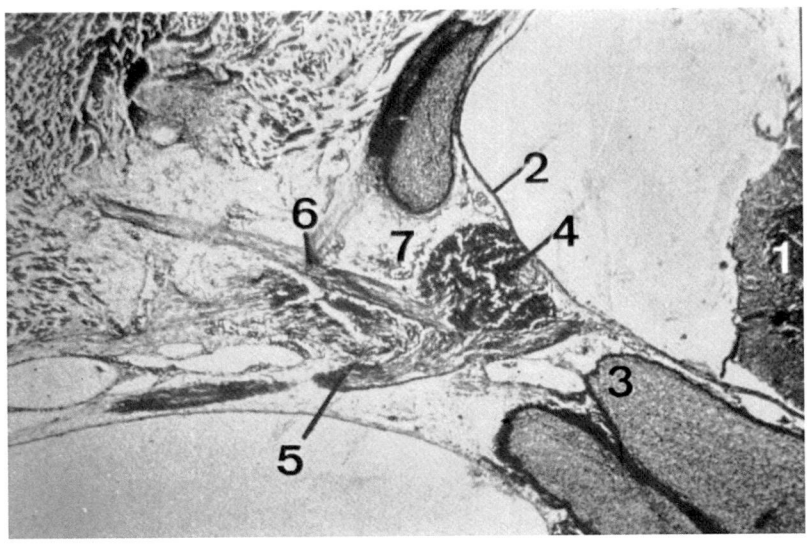

Fig. 15. Feto M.5. 40X Corte transversal. 1) Médula espinal, 2) duramadre, 3) agujero de conjunción, 4) ganglio raquídeo, 5) rama ventral del nervio raquídeo, 6) rama dorsal del nervio raquídeo, 7) espacio epidural dorsal.

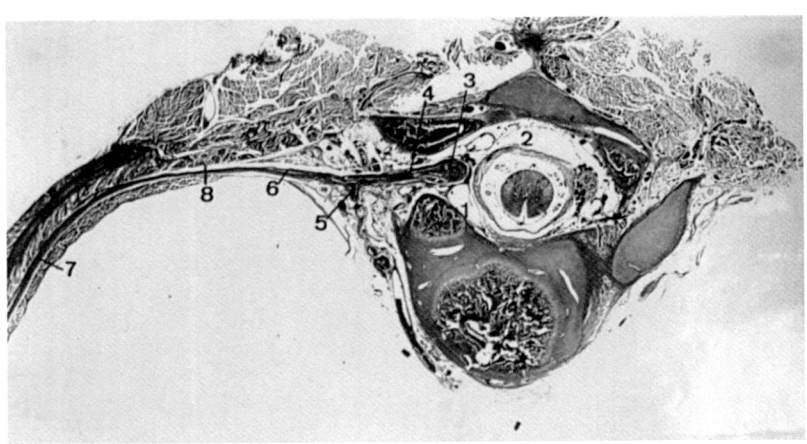

Fig. 16. Feto K9 A término. Corte transversal. Después de inyectar tinta china por vía sacra 1) Espacio epidural ventral, 2) espacio epidural dorsal, 3) ganglio raquídeo, 4) nervio raquídeo, 5) rama ventral, 6) rama dorsal, 7) nervio intercostal, 8) espacio perineural.

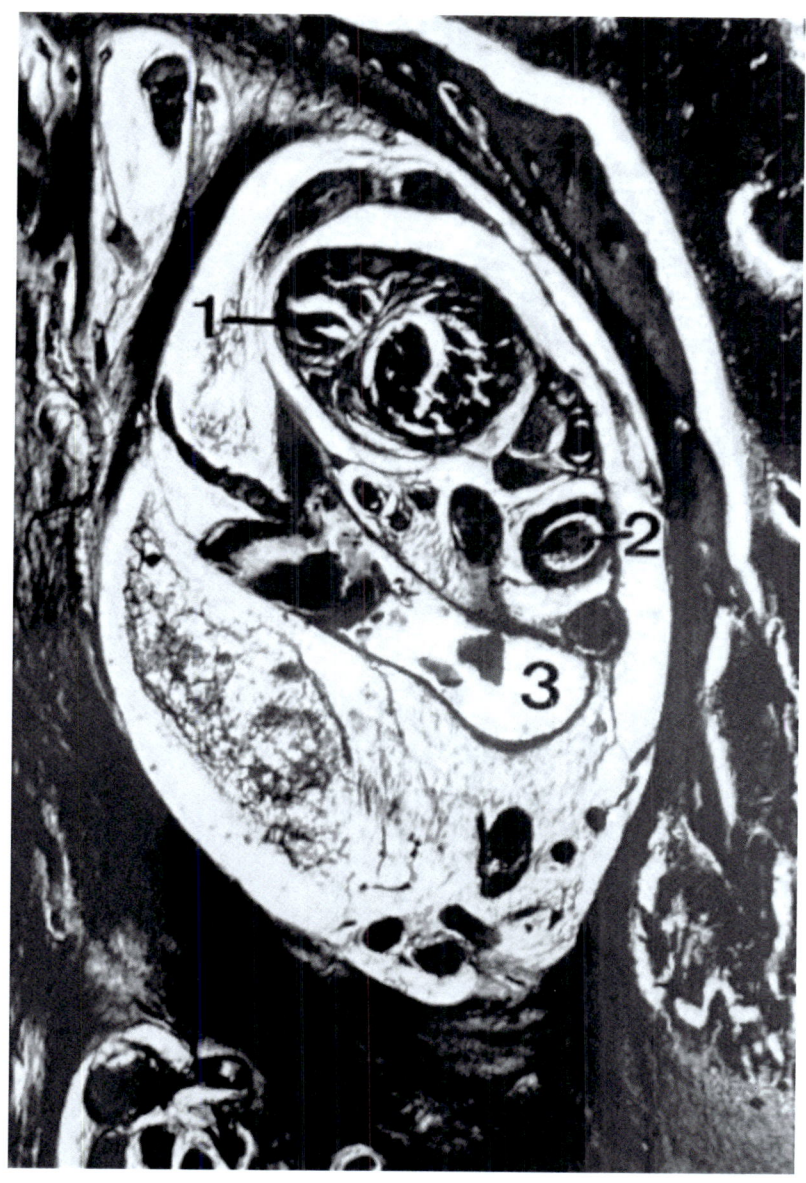

Fig.17. Feto K7. A término, corte sagital. 1) Nervio raquídeo, 2) arteria espinal, 3) vena espinal.

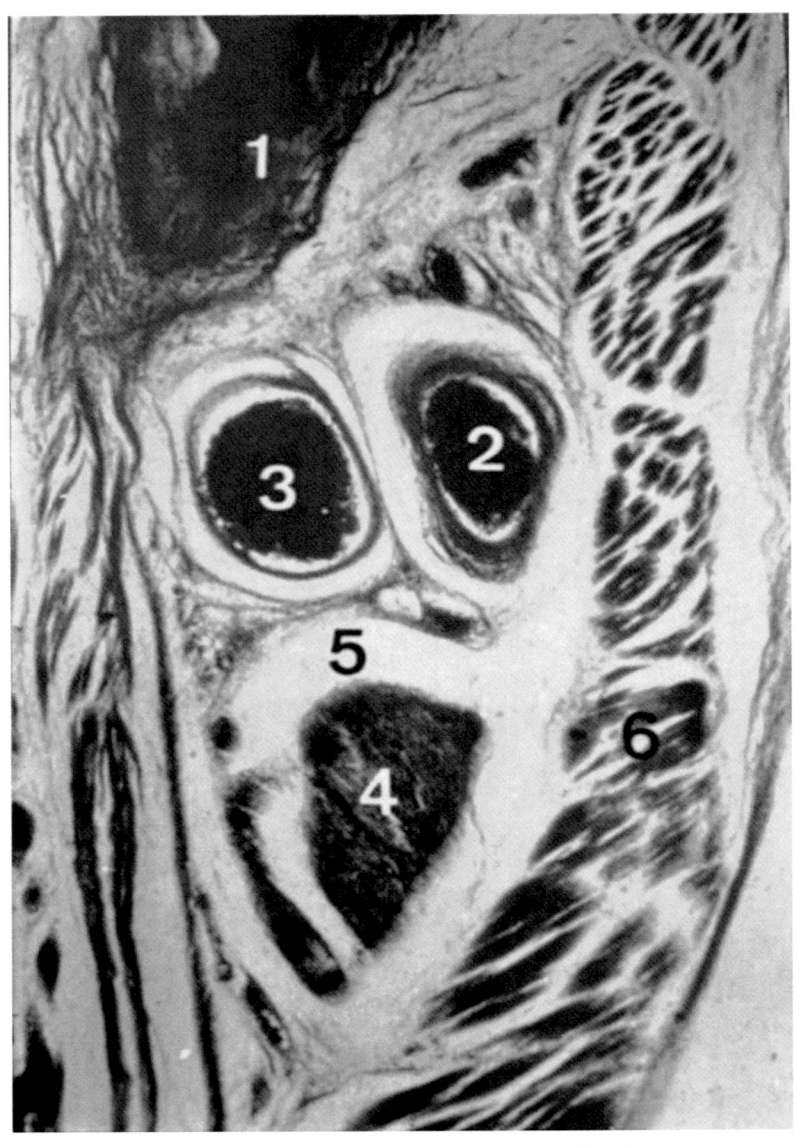

Fig. 18. Feto K7, 100X. A término corte sagital. 1) Costilla, 2) arteria intercostal, 3) vena intercostal, 4) nervio intercostal, 5) espacio perineural, 6) músculo intercostal interno.

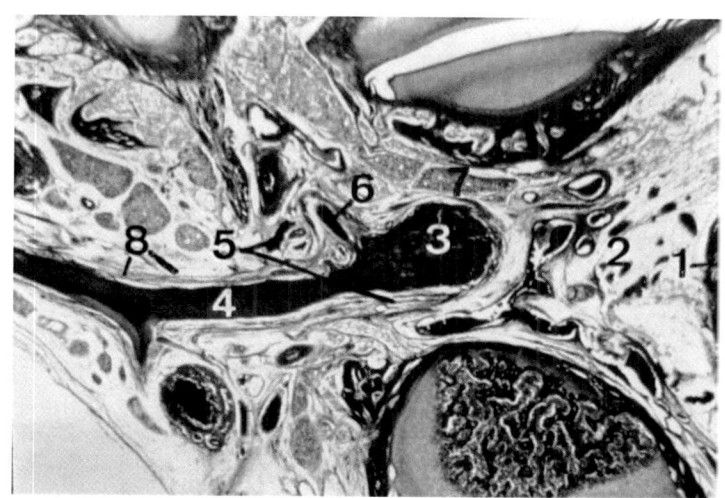

Fig. 19. Feto K9, 100X. Corte transversal, 1) Duramadre, 2) espacio epidural,
3) ganglio raquídeo, 4) rama ventral, 5) tinta china, 6) rama dorsal, 7) tejido
conjuntivo periganglionar 8) tejido conjuntivo perineural.

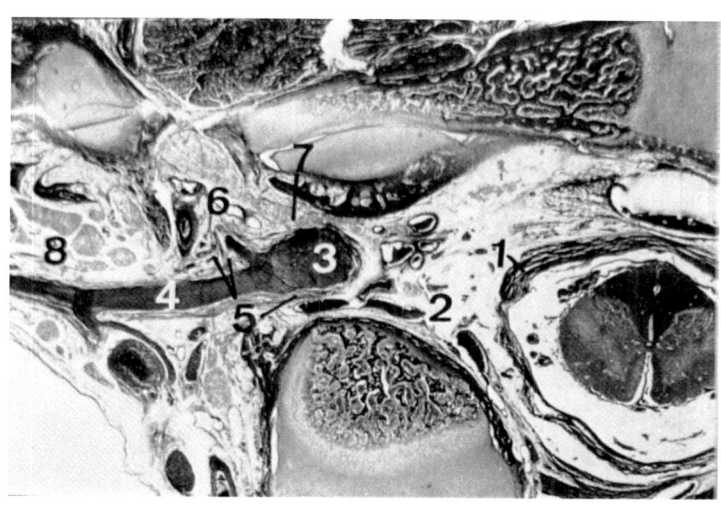

Fig. 20. Feto K9. 10X. Corte transversal. 1) Duramadre, 2) espacio epidural, 3)
ganglio raquídeo, 4) rama ventral, 5) tinta china, 6) rama dorsal, 7) espacio
periganglionar, 8) espacio perineural.

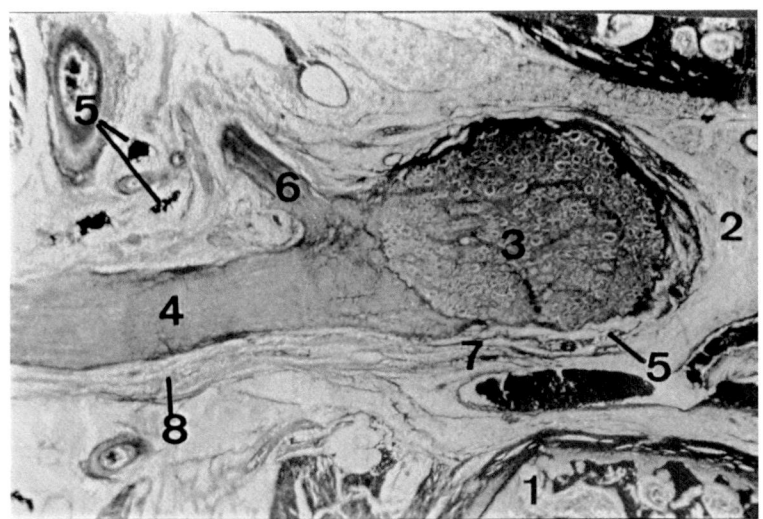

Fig. 21. Feto K9. 100X Corte transversal. 1) Lámina, 2) espacio epidural, 3) ganglio raquídeo, 4) rama ventral, 5) tinta china, 6) rama dorsal, 7) espacio periganglionar, 8) espacio perineural.

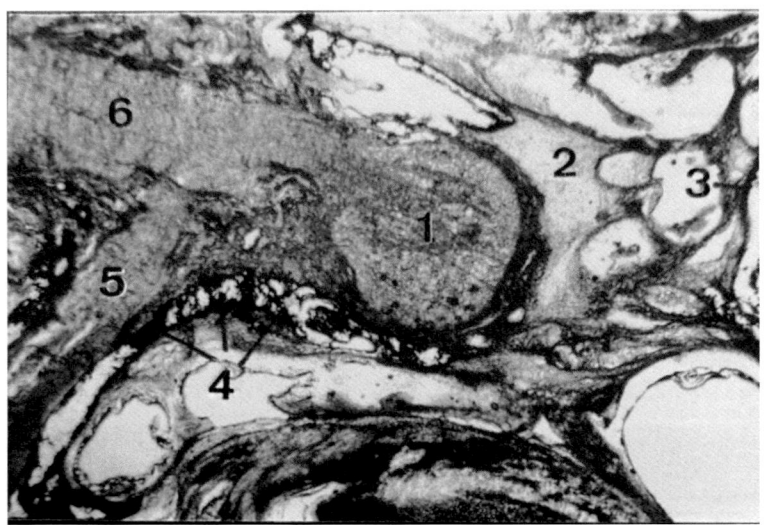

Fig. 22. Feto K9, Corte transversal. 1) Ganglio raquídeo, 2) tejido conjuntivo, 3) Duramadre, 4) tinta china, 5) rama ventral, 6) rama dorsal.

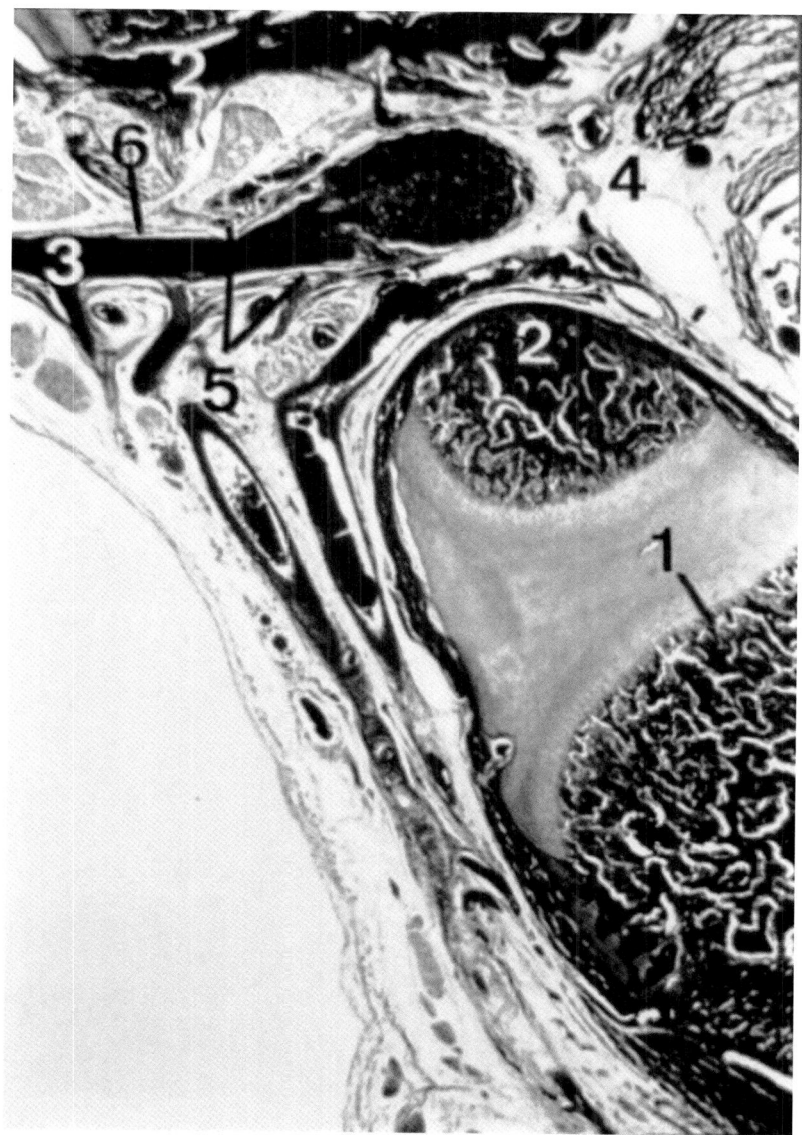

Fig. 23. Feto K9. Corte transversal, 1) Cuerpo vertebral, 2) agujero de conjunción,
3) nervio raquídeo, 4) espacio epidural, 5) tinta china 6) espacio perineural.

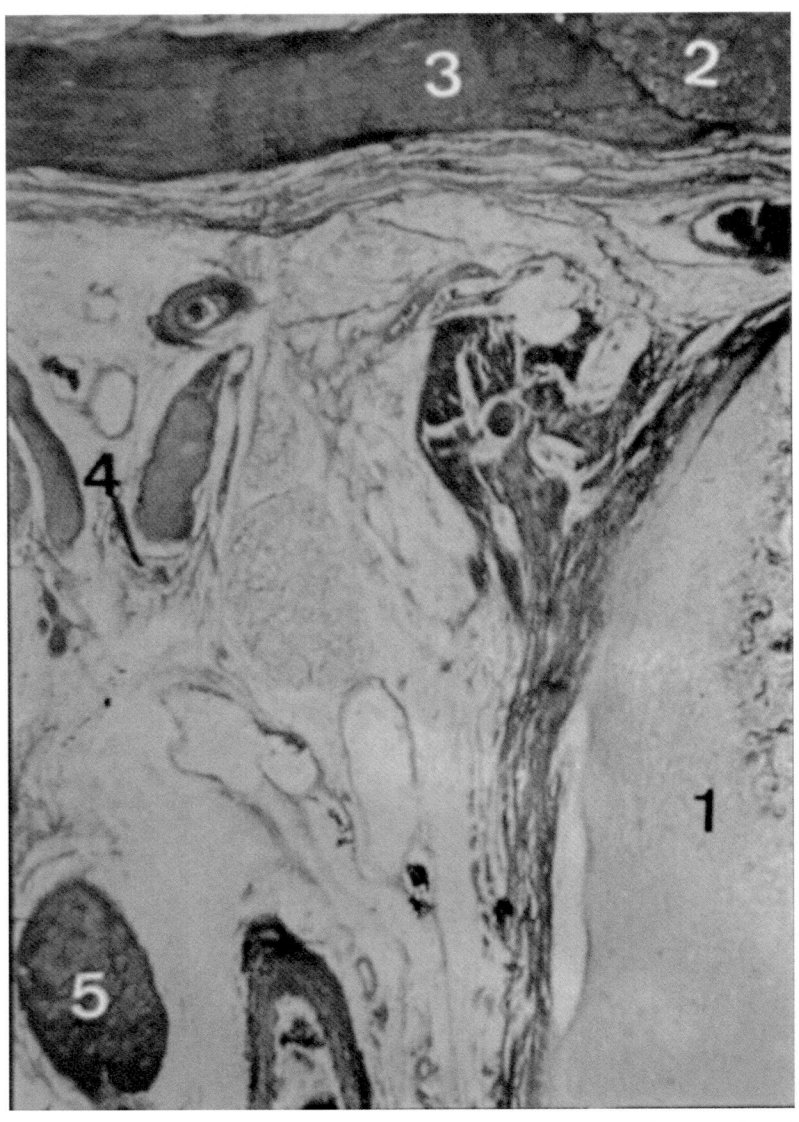

Fig. 24. Feto K9. Corte transversal. 1) Cuerpo vertebral, 2) ganglio raquídeo, 3) nervio raquídeo, 4) tinta china, 5) ganglio simpático.

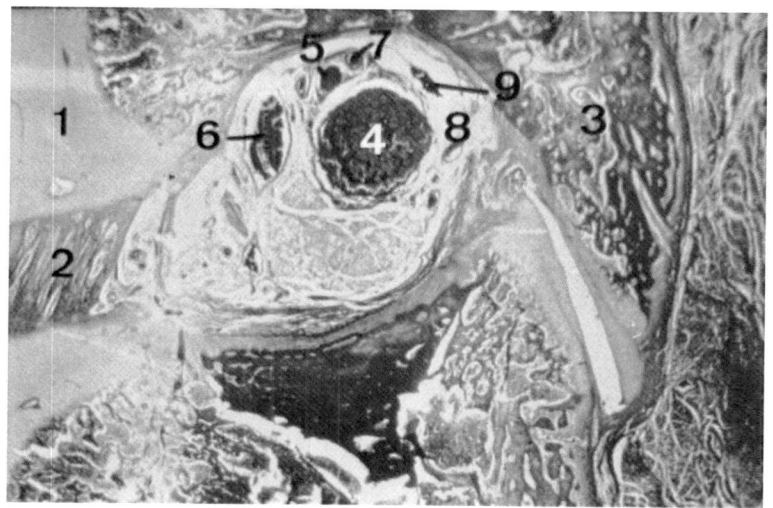

Fig. 25. Feto K9. Corte sagital. 1) Cuerpo vertebral, 2) cartílago intervertebral, 3) apófisis espinosa, 4) ganglio raquídeo, 5) nervio de Luscka, 6) vena, 7) arteria, 8) espacio epidural, 9) tinta china.

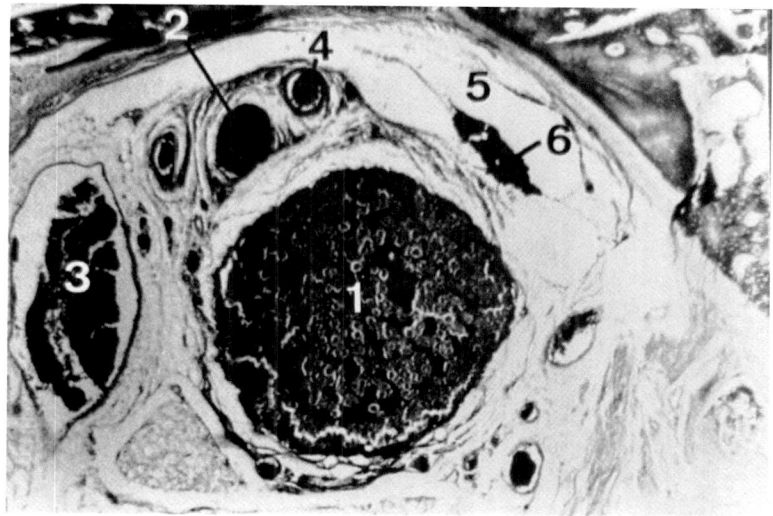

Fig. 26. 100X. corresponde a la Fig. 23 a mayor aumento. Corte sagital. 1) Ganglio raquídeo, 2) nervio de Luscka, 3) vena, 4) arteria, 5) espacio epidural, 6) tinta china.

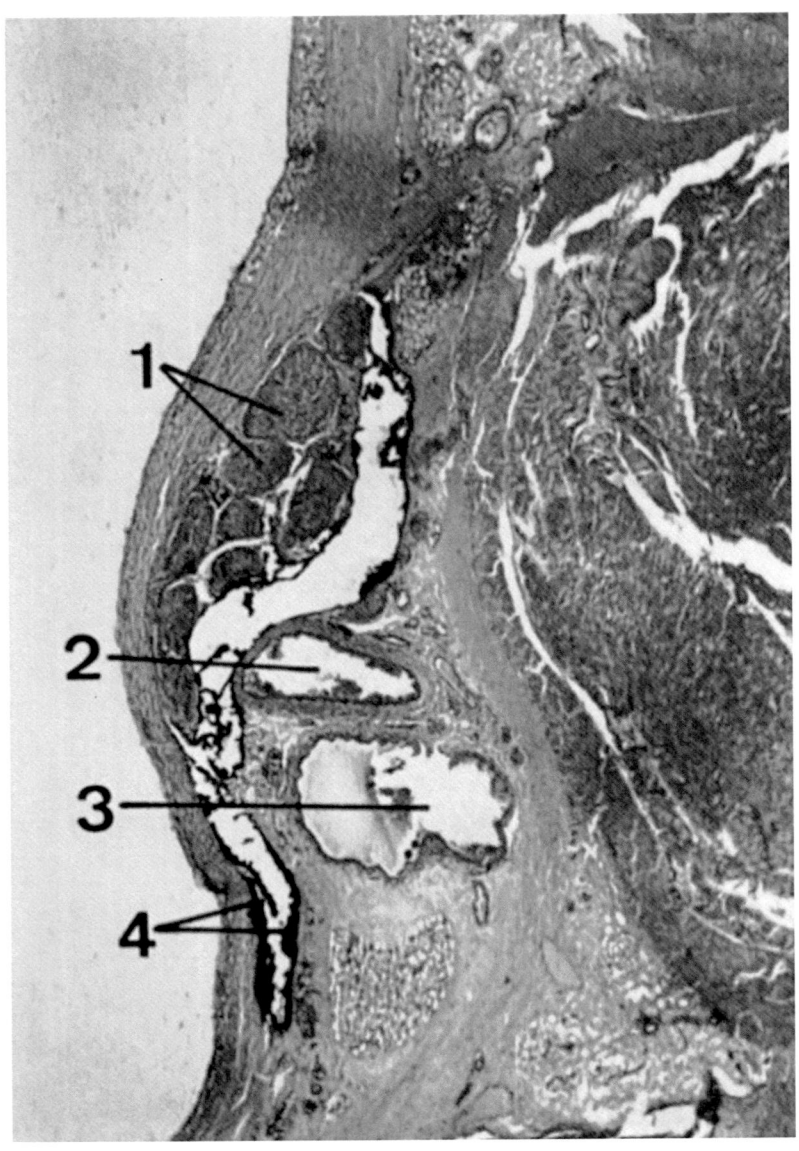

Fig. 27. Feto K9. Corte sagital. 1) Nervio intercostal, 2) arteria intercostal, 3) vena intercostal, 4) tinta china.

Es interesante resaltar un detalle mencionado por Testut y Latarget (1964), quienes hacen referencia a la presencia de un opérculo (esquema II), a modo de una membrana timpánica, que es perforado por el nervio raquídeo al salir de la médula hacia el exterior. «*Es clásico decir que la duramadre envuelve al nervio radicular y luego se continúa con el epineuro o perineuro*».

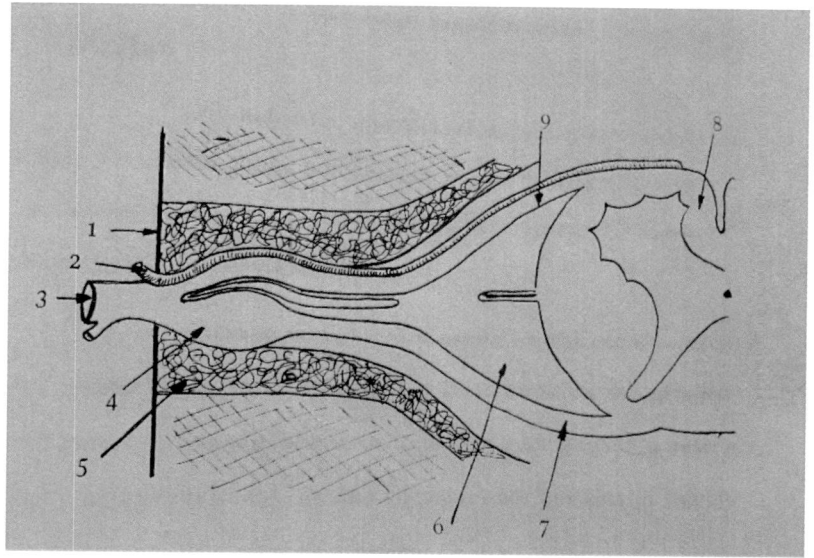

Esquema II

1) Opérculo, 2) arteria radicular, 3) nervio raquídeo, 4) ganglio raquídeo, 5) espacio epidural, 6) espacio subaracnoideo, 7) raíz posterior, 8) médula espinal, 9) raíz anterior.

Sin embargo, a pesar de buscar este opérculo no se encontró en la gran cantidad de cortes estudiados, e incluso en cortes de 10 micras de espesor solo se observó como el tejido epidural se combinaba con el espacio perinervioso.

FISIOLOGIA

Dentro de este amplio capítulo vamos a centrar nuestro estudio en la presión negativa, ya que en el espacio epidural (EE) existe una presión negativa confirmada por casi todos los autores.

Según Gutiérrez (creador del método de punción y detección del espacio epidural por medio de la gota aspirada, en 1939) y Collins (1941), esta presión negativa fue medida con manómetros, observando que varía según la zona registrada:

Lumbar baja (L3 a S1): - 0,5 cc. De H_2O.
Lumbar alta (D12 a L3): -1 CC. De H_2O .
Dorsal: entre _1 a _3 cc de H_2O (promedio = 2cc).

Esta presión negativa fue descrita por primera vez en 1928) por Heldt y Moloney.

Desde entonces algunos autores han intentado dar explicaciones a este fenómeno fisiológico sin que hasta hoy esté completamente explicado.

Existen **tres teorías** que lo abordan:

1) **Teoría del cono** (Eaton y Lawrence, en 1939):
En ella se considera que la aguja al ser introducida en el espacio epidural causa una depresión de la duramadre, y, en consecuencia, crea un espacio epidural mayor. Sin embargo, se cree que esto es un artefacto causado por la introducción de la aguja (Giordanesgo 1941).

2) **Teoría de la transmisión** (Mcintosh y Bryce-Smith, en 1950):
Presupone que la presión negativa, es causada por la transmisión del espacio pleural al espacio epidural, pero Bonniot (1952) observó un hecho significativo: no varía con la respiración, la deglución ni siquiera con la compresión yugular. Además, no se confirma la comunicación de EE a través de los agujeros de conjunción los espacios perineurales de los nervios raquídeos, ya que no hay conexión entre los espacios intercostales y el espacio epidural. Existen además unos estratos entre ambos, como los músculos intercostales internos y la fascia endotorácica interna, que separan estos espacios perineurales del espacio pleural y no varían con la respiración.

3) **Teoría de la hiperflexión de la columna.** (Dogliotti y Odom 1936):
Esta teoría se basa en la disminución de la longitud de la pared anterior y el alargamiento simultáneo de la pared posterior que se produce al flexionar ventralmente la columna, aumentando la capacidad real del espacio y provocando un aumento de la presión negativa. Sin embargo, esto no está totalmente demostrado. Al mencionar que este

movimiento de flexión de la columna produce un aumento de la presión negativa, estos autores dan por supuesta la existencia de una presión negativa en el espacio epidural (EE), por lo que consideramos que este movimiento de la columna vertebral, es solamente un pequeño artificio para aumentar la presión negativa previamente existente.

Esta teoría, como la anterior, eminentemente mecanicista, no resulta satisfactoria, ya que, en el momento en que la aguja con la que se realiza la punción atraviesa el ligamento amarillo, el manómetro conectado a la misma aguja (Nalda 1974) detecta una presión negativa sin necesidad de deprimir la duramadre. En caso de referirse a la duramadre parietal hay que hacer constar que es muy rígida, ya que está adherida al periostio y no puede deprimirse. Además, la presión negativa se demuestra tanto si la punción se lleva a cabo con la típica aguja de Tuohy como si se realiza con una aguja de punta fina y de bisel afilado.

Muchos autores defienden esta negatividad dentro del espacio, diciendo simplemente que es un espacio virtual, cosa que no es cierta, ya que en el espacio epidural existe tejido conjuntivo laxo, vasos sanguíneos, linfáticos y, además, está atravesado por las raíces nerviosas; por lo tanto queda descartado el concepto de espacio virtual.

4) **Teoria embriológica ó del émbolo.**

(Dr. kitaj, prof. Ruano Gil; prof. Tejedo Mateu 1979).

Es nuestra teoría desarrollada, y está basada en datos embriológicos, anatómicos y fisiológicos.

Durante el desarrollo embrionario al llegar al tercer mes de gestación (el primer esbozo morfológico del EE se observa en los fetos humanos de 37 mm, 48 a 50 días de gestación; pertenece al período fetal 1 de Streeter, la médula espinal y las meninges se extienden a lo largo de todo el conducto raquídeo hasta la región coccígea en formación, al igual que ocurre con las vértebras.

Posteriormente a los tres meses de gestación, los cartílagos y los huesos de la columna vertebral sufren un crecimiento rápido, que no es seguido paralelamente por la médula espinal. en el momento del nacimiento, el primitivo extremo coccígeo de la médula queda situado a nivel de la segunda o tercera vértebra lumbar (esquemas III y IV). El resto pertenece a la cola de caballo.

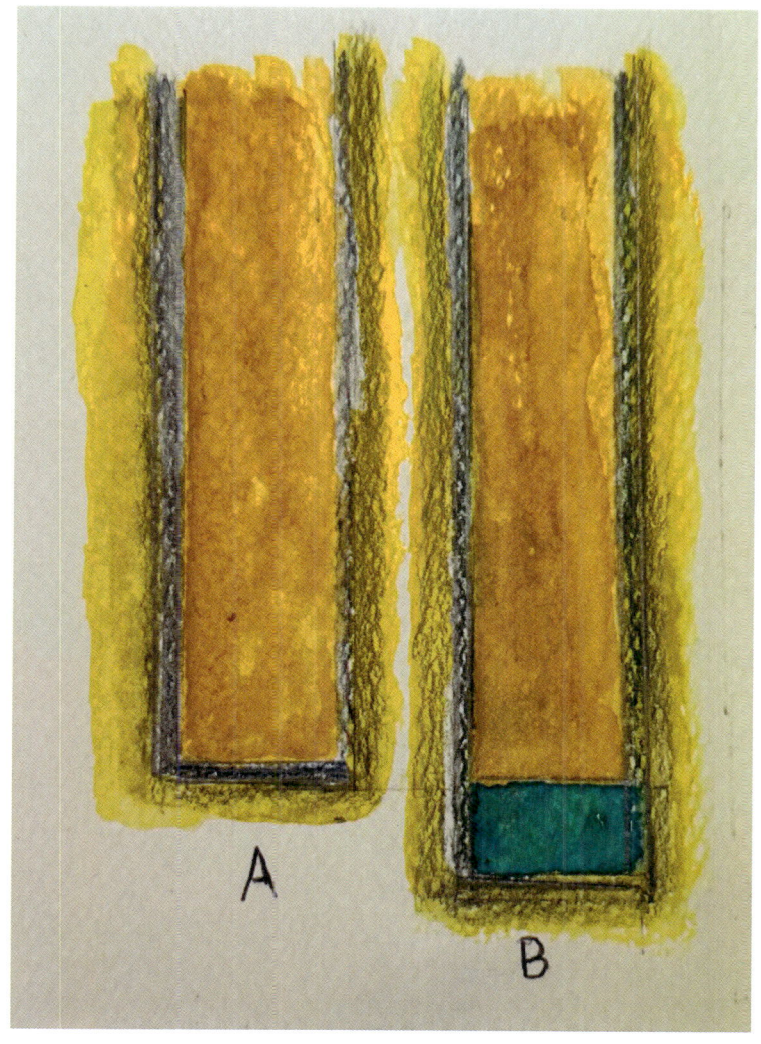

Esquema III

A) En un feto de tres meses, E) Podemos ver, en color azul, que a partir del tercer mes la variación en la velocidad de crecimiento forma la presión negativa (el émbolo). Vemos como, con el color azul, se ha representado la formación de esa presión negativa.

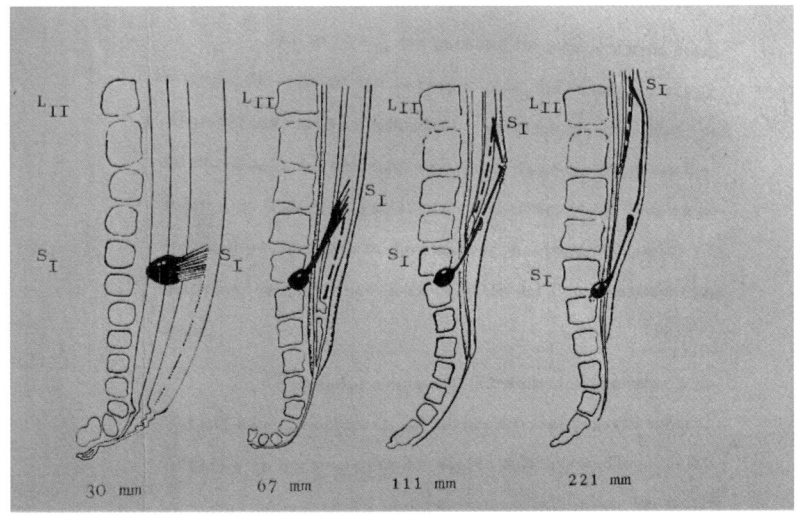

Esquema IV

Debido a esta desproporción en el crecimiento de ambas estructuras, creemos que la médula espinal actúa a modo de un émbolo que provocará una aspiración y, así, se formará la presión negativa inicial, la cual persistirá a lo largo de toda la vida del individuo con algunas variaciones de acuerdo con la edad.

Comparando estos hechos con lo que ocurre en la cavidad torácica, podemos citar a Taylor (1964), quien afirma lo siguiente *«En el recién nacido, los pulmones llenan la cavidad torácica con tensión relativamente pequeña; sin embargo, la distensión de los pulmones aumenta con los años, ya que la caja torácica crece más rápidamente que los pulmones. En consecuencia, la distensión elástica también aumenta y, con ella, crece la presión negativa intrapleural».*

Comparando ambos hechos, podemos apreciar una gran similitud en la aparición y mantenimiento de las presiones negativas, tanto pleural como epidural.

Basándonos en estas pruebas, consideramos que esta cuarta teoría es la más lógica y, con las pruebas que se incluyen, la más válida.

Partiendo de esta base es decir, de la existencia indiscutible de la presión negativa en el espacio epidural EE cabe preguntarnos:

¿QUÉ FUNCIÓN SE LE PUEDE ATRIBUIR A LA MISMA?.

Las paredes del tórax sufren movimientos de acuerdo con la respiración, facilitados por las articulaciones costovertebrales y esternocondrocostales; pero, en el caso del conducto vertebral, las paredes óseas del mismo **no** se dilatan. En consecuencia, la presión negativa actuará sobre la duramadre, manteniéndola tensa y facilitando, de este modo, la circulación del **lí**quido **céfaloraquídeo** (LCR).

En nuestras experiencias sobre esta cuestión, hemos podido demostrar que, *la descompensación de la presión negativa epidural repercute sobre la presión endocraneana, provocando un aumento transitorio de la misma,* que conlleva alteraciones de las constantes biológicas tales como pulso, tensión arterial y la presión del LCR, las cuales se normalizan cuando, a su vez, se recuperan los valores de la presión negativa en el espacio epidural (EE).

Esto corrobora la influencia de la presión negativa sobre la producción y absorción del LCR esquema V.

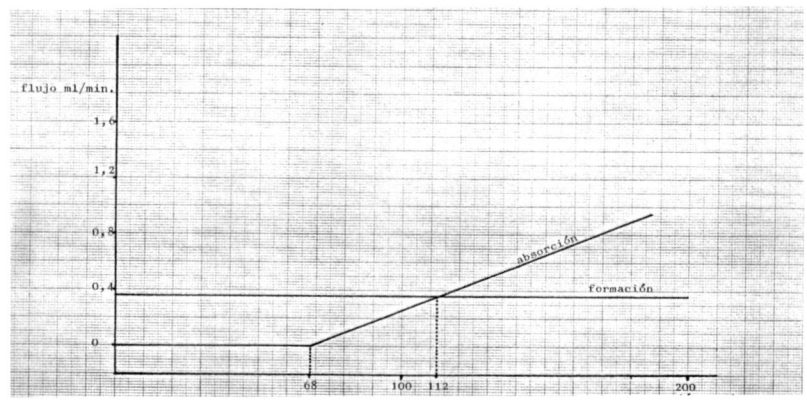

Esquema V.

Aquí podemos observar que una hipertensión endocraneal, afecta también al equilibrio entre la producción y la reabsorción del LCR, así como a nivel de todas las barreras encefálicas, como demostró Cutler (1968).

Según (Nalda), la formación del LCR es de 0,30 ml/min ± 0,2 ml/min. Sin embargo, al existir un aumento de la presión del LCR su formación disminuye: desciende a 0,003 ml/min de presión de agua y aumenta a 0,0069 ml/min de agua. Según este autor, la presión negativa también influye en la producción y absorción del LCR.

Anatómicamente, se realizó un estudio tanto morfológico como microscópico del espacio epidural (en cadáveres), en varios casos.

Aquí se puede añadir que, mediante la inyección de anestésicos en el EE, se suelen producir simpatectomías, químicas que sirven de pronóstico antes de llevar a cabo una simpatectomía quirúrgica, o permiten el diagnóstico diferencial entre un embolismo y un espasmo vascular por bloqueo ganglionar simpático.

A un paciente bajo anestesia general se le inyectaron 10 cc de suero fisiológico en el espacio epidural, y bajo controles se observaron las variaciones de la presión del LCR, la tensión arterial y la frecuencia del pulso (esquema VI).

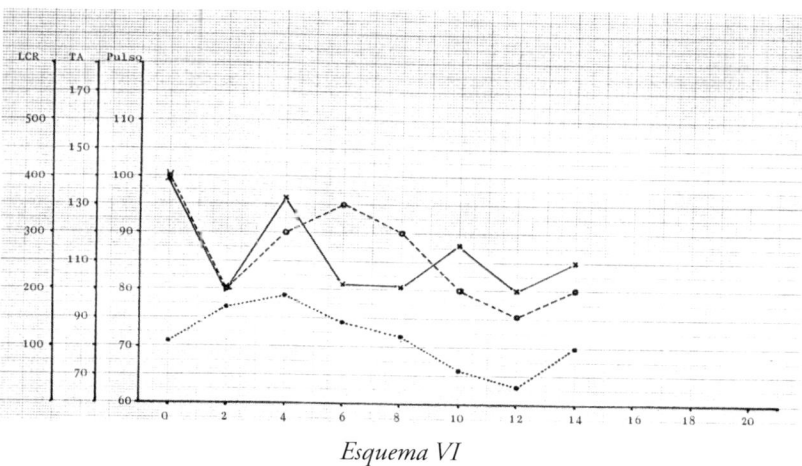

Esquema VI

Siendo los valores frecuencia **cardíaca** _____ **Tensión arterial** - - - - - - - - - **y los valores de la presión del L-C-R** ....

En las mismas condiciones, se aumentó la cantidad de suero fisiológico estéril de 10 cc a 20 cc en el espacio epidural, y los resultados fueron los siguientes (esquema VII).

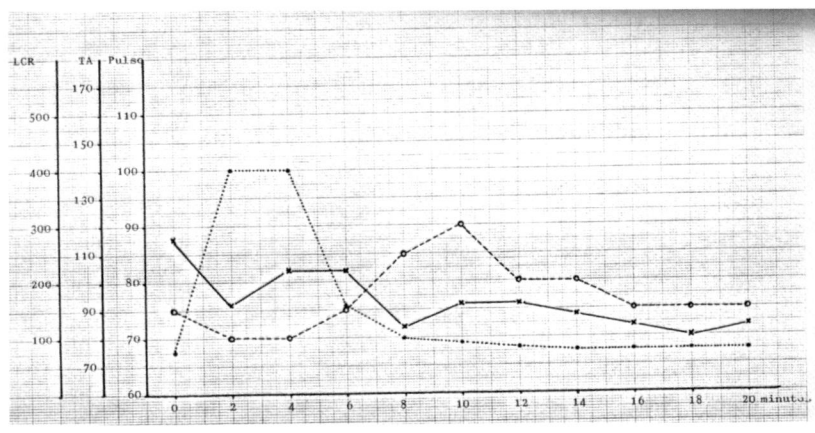

Esquema VII

Siendo los resultados, **frecuencia cardíaca** _____, **la tensión arterial - - - - - - y los valores de la presión del LCR** ....

Al hacer cortes embriológicos se observa cómo el espacio epidural (EE) tiene un relleno de tejido conjuntivo laxo característico, que se continúa a lo largo de todo el espacio perinervioso llegando hasta el nivel intercostal, donde cada elemento nervioso está rodeado de un espacio que coincide perfectamente con el espacio epidural (EE).

Desde el punto de vista puramente fisiológico, el efecto más importante es la parálisis vegetativa (al inyectar un anestésico) siendo equivalente a una simpatectomía quirúrgica. Esta tiene una serie de consecuencias fisiológicas que afectan, entre otros, a los sistemas cardiovasculares (especialmente la presión arterial, el pulso y el flujo sanguíneo a órganos como el cerebro), respiratorio y el gastrointestinal.

No se conoce todavía con certeza el lugar exacto donde actúan las soluciones analgésicas introducidas en el EE. Durante mucho tiempo no se consideraron más que dos posibles lugares de acción:

Las fibras preganglionares son las primeras que se bloquean tras la introducción de una solución anestésica o analgésica en el EE.

Después de estas, se afectan, por orden creciente de diámetro, las fibras que transmiten las sensaciones de temperatura, dolor, tacto y, finalmente, presión. El orden de estos efectos es una consecuencia directa del tamaño de las fibras.

Las fibras mayores son las motoras y las propioceptivas, que también acaban por bloquearse si la concentración y el volumen del preparado son suficientes.

Este orden de acontecimientos es observable en el paciente consciente durante la analgesia epidural. El movimiento muscular es todavía posible cuando el bloqueo sensitivo es completo, pero llega a desaparecer si la concentración y el volumen del analgésico son lo suficientemente elevados como para afectar las fibras mayores de las raíces motoras.

El sentido de la posición espacial es más resistente al efecto del anestésico local, y es posible que el paciente perciba la dirección en que se mueve el pie incluso cuando el bloqueo motor es completo. Desde el punto de vista puramente fisiológico, el efecto más importante es la parálisis vegetativa, siendo equivalente a una simpatectomía quirúrgica y tiene una serie de consecuencias fisiológicas que afectan, entre otros, a los sistemas cardiovasculares (especialmente la presión arterial, el pulso, el flujo sanguíneo y órganos como el cerebro), respiratorio y gastrointestinal.

No se conoce todavía con certeza el lugar exacto en donde actúan las soluciones analgésicas o anestésicas introducidas en el EE.

Durante mucho tiempo se consideraron únicamente dos posibles lugares.

La difusión del fármaco a través de la duramadre para pasar al espacio subaracnoideo y provocar una verdadera analgesia espinal actuando sobre las raíces nerviosas o los ganglios de la raíz dorsal.

La difusión del analgésico desde el espacio epidural a través de los agujeros de conjunción intervertebrales con producción de un bloqueo ganglionar en el espacio paravertebral.

Actualmente existen dos nuevas teorías.

Rudin (1951) y Frumin (1953) estudiaron en perros y en seres humanos la permeabilidad de la duramadre a la procaína inyectada epiduralmente y comprobaron que aparecían en el LCR cantidades importantes de la misma.

En perros, es posible detectar en el LCR hasta el 10 % de la dosis de procaína introducida en el EE.

En humanos, utilizando el método de las dos sondas una en el EE y otra en el subaracnoideo, cuatro minutos después de la inyección de procaína al 2%, la concentración de esta sustancia en el LCR se eleva a 0,8 mg por ciento (concentración mínima eficaz 0,02 mg %).

Frumin (1953) observó que las variaciones de la analgesia clínica correspondían muy de cerca a la concentración de procaína en el LCR, la cual ascendía por encima del 0,015 %, cifra muy próxima a la concentración mínima eficaz de procaína en dicho líquido.

Actualmente existen dos nuevas teorías (esquemas VIII y IX).

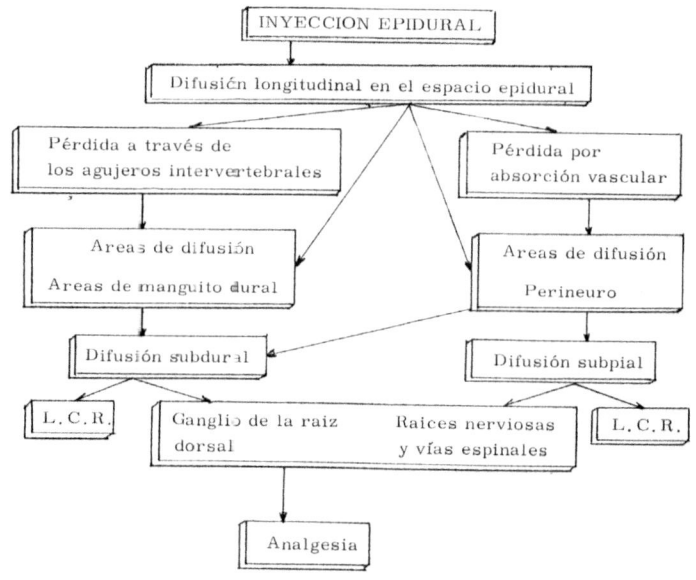

Esquema VIII. Según Bromage

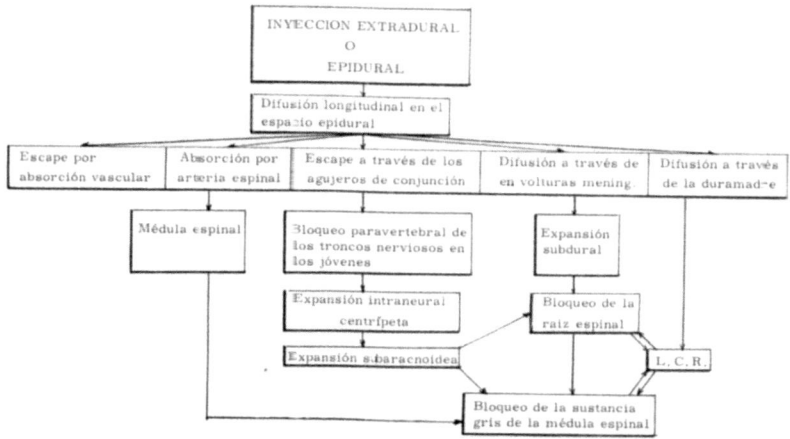

Esquema IX. Según Bromage, modificado por Nalda.

En las investigaciones de Dag Selander (1978), se inyectó azul de Evans fluorescente en la capa perineural del nervio ciático de conejos y ratas. Se observó que la citada sustancia alcanza, por vía endoneural, la médula espinal, quedando situada en el espacio limitado por la médula espinal y la piamadre. Esto explica que la concentración en el líquido cefalorraquídeo sea mínima, ya que la sustancia de contraste debe difundir a través de la piamadre hasta el espacio subdural (Nalda 1974; tabla IX). Este hallazgo también permite deducir que algunas secuelas neurológicas de la analgesia espinal se deben al propio fármaco, y que no es posible considerar que la analgesia epidural esté potencialmente libre de los mismos riesgos.

Asimismo, las inyecciones en el espacio epidural con isótopos radioactivos, han confirmado las prolongaciones del espacio epidural hacia la periferia. Desde luego, los resultados alcanzados fueron muy alentadores, ya que se obtuvo la clásica imagen de árbol de Navidad (estas imágenes se encuentran en el Capítulo de Anatomía, imágenes números 10, 11, 12 y 13. El resto de imágenes son las 30, 31, 32, 33 y 34 que son realizadas con la tomografía axial computarizada (TAC).

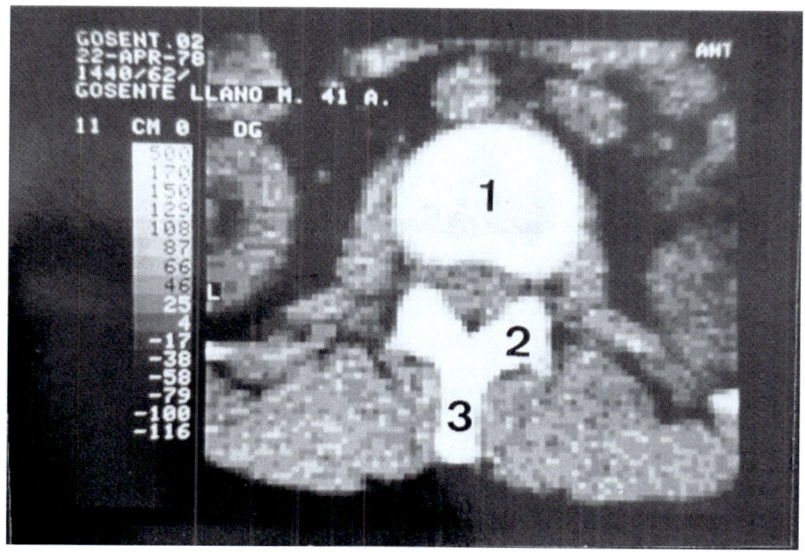

Fig. 30. TAC simple, 1) Cuerpo vertebral, 2) láminas, 3) apófisis espinosa.

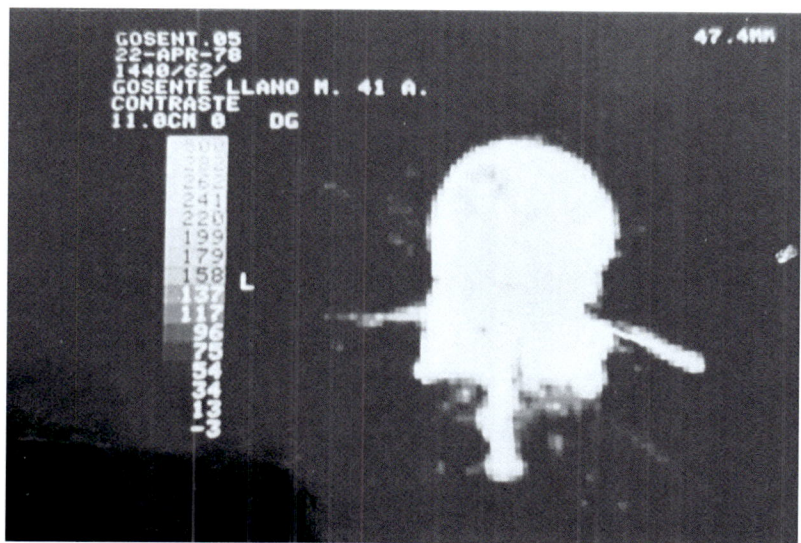

Fig. 31. TAC con líquido de contraste el espacio epidural.

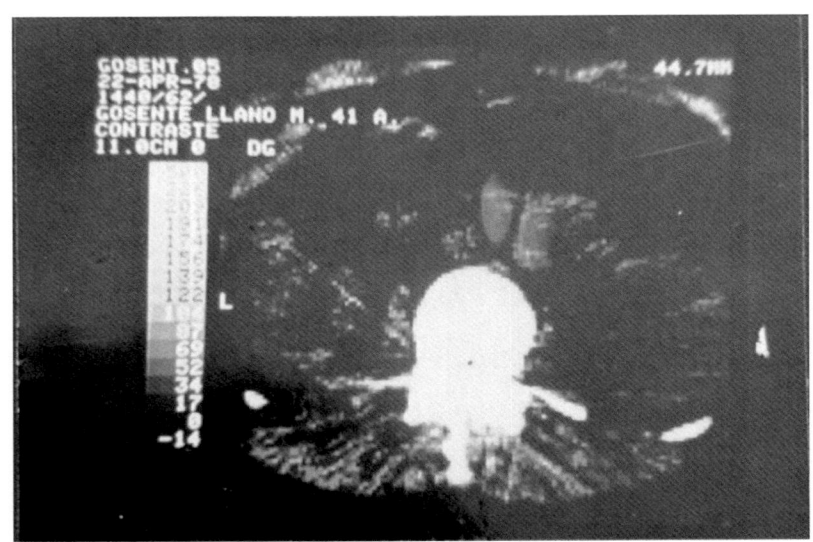

Fig. 32. TAC, 2 minutos después de la figura anterior.

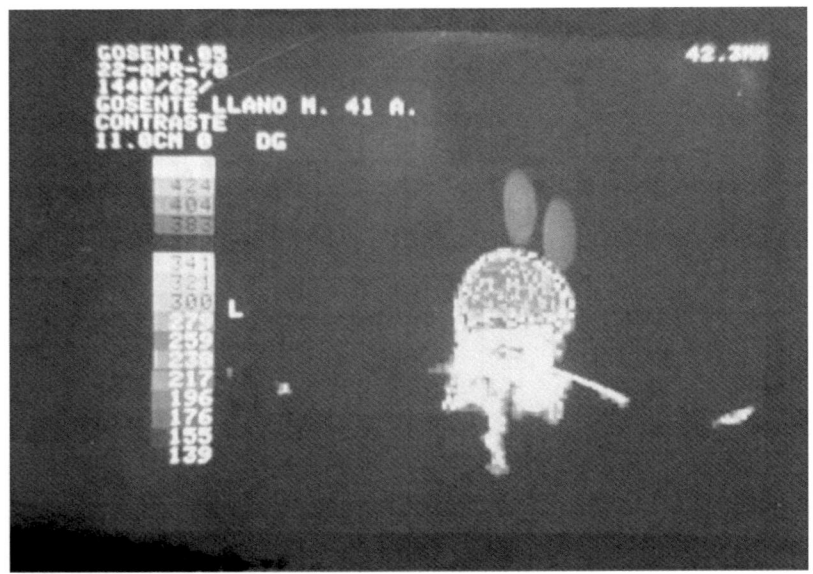

Fig. 33. TAC 4 minutos posteriores a la inyección de la fig. 31.

60

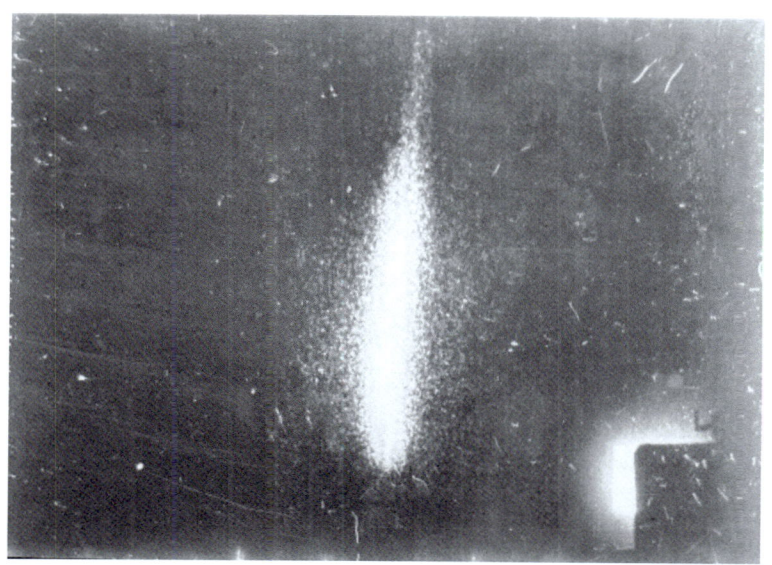

Fig. 34. Contraste inyectado (isotopos radioactivos) en el espacio intradural

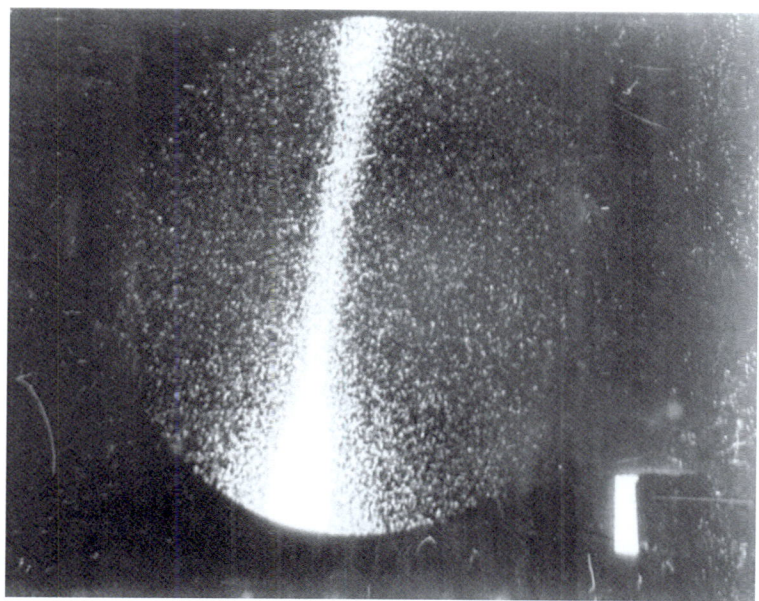

Fig. 35. Vista a las 2 horas de la inyección subdural.

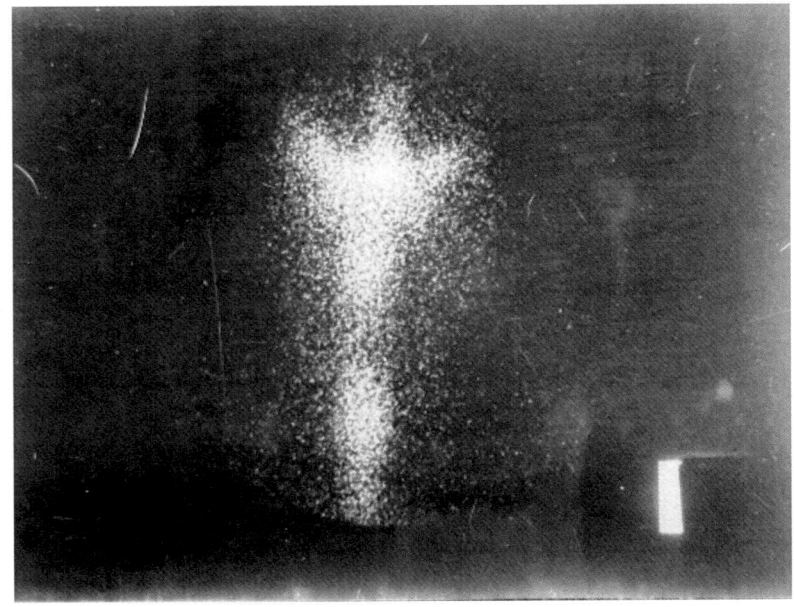

Fig. 36 después de 4 horas de la figura 34.

Imagen donde se puede observar el contraste en la cavidad craneal similar a la radiográfica, constatando a su vez cómo se lleva a cabo esta fuga del canal raquídeo y, además, demostrando con este método que el isótopo inyectado en el EE era reabsorbido por el torrente sanguíneo a los 45 minutos. Al inyectar isótopos radiactivos en el espacio subaracnoideo se observó cómo esta sustancia se desplaza lentamente a lo largo de dicho espacio, llegando a las cisternas craneales al cabo de dos horas, sin que exista, asimismo, paso al torrente sanguíneo. En las imágenes obtenidas (fig. 34, 35 y 36), se puede observar que el contraste inyectado no se dispersa en sentido lateral, ni penetra en el espacio epidural (EE).

Del mismo modo, el estudio del espacio epidural mediante tomografías axiales computarizadas (TAC), simples y con sustancias de contraste, (indio 111), demuestra de una manera palpable que el mencionado EE comunica libremente con los espacios perineurales de los nervios raquídeos, a través de los agujeros de conjunción, alcanzando distancias de hasta 45 mm. Esto coincide plenamente con la dispersión observada en las inyecciones de solución de tinta china llevadas a cabo en fetos a término (en cadáver). Importante observación (similar a la fig. 16).

Cualquier variación que podamos provocar a nivel del EE, se transmitirá al espacio subaracnoideo y, en consecuencia, al LCR, modificando su circulación, la tensión arterial y la frecuencia cardíaca, ya que directamente provocará alteraciones a nivel de los centros superiores encefálicos (esquema X). A lo largo de todas las observaciones llevadas a cabo en pacientes, se pudo apreciar que, al introducir la aguja en el EE, existía en este una presión negativa cuya existencia ya había sido demostrada por Heldt y Moloney en 1928, Gutiérrez en 1939, Macintosh en 1952, Bonica en 1956 y Nalda en 1974 entre muchos otros autores.

Este hecho hizo concebir la idea de observar los cambios que, a nivel de tensión arterial (TA), pulso y presión del líquido cefalorraquídeo (LCR), se producían al compensar la presión negativa del EE. Dichas variaciones quedan plasmadas en las gráficas VI y VII que acompañan esta observación, figurando en ordenadas el tiempo en minutos y en abscisas el pulso, la tensión arterial y la presión del LCR. Para ello, se procedió a realizar simultáneamente una punción subdural cervical y otra epidural a nivel lumbar (con el consentimiento del paciente), bajo anestesia general, inyectando 10 cc de agua bidestilada y apirógena. Al comienzo, los datos eran: TA de 110 mm de Hg, Pulso de 86 p/m y presión del LCR de 110 mm de H_2O. Luego se inyectaron 20 cc, de agua bidestilada y apirógena en el espacio epidural obteniéndose los resultados de la gráfica VII.

Hemos visto cómo las variaciones de la presión negativa del EE actúan sobre la presión del LCR, con lo cual, y a la vista de los datos aportados por nosotros, se corrobora también la influencia de la presión negativa sobre la producción y absorción del LCR (gráficas VI y VII).

Según Cutler (1968), la formación del LCR se lleva a cabo a razón de 0,30 ± 0,2 ml/min. Sin embargo, al existir un aumento de la presión del LCR, la formación del mismo disminuye, descendiendo a 0,003 ml/min/mm de presión de agua. La absorción comienza a una presión de 68 mm de agua y aumenta hasta 0,0069 ml/ min/ mm de agua.

Hemos visto cómo las variaciones de la presión negativa del EE actúan sobre la presión del LCR, con lo cual y a la vista de los datos aportados por este autor, vemos que se corrobora también la influencia de la presión negativa sobre la producción y la absorción del líquido cefalorraquídeo (LCR).

Esta presión se suele restaurar nuevamente por reabsorción vascular entre los 10 y 20 minutos siguientes.

El mantenimiento constante de esta presión negativa es imprescindible para una circulación normal del LCR, pues la neutralización de la misma en el EE altera la presión arterial y la frecuencia cardíaca, debido a trastornos en la circulación del LCR que pueden producir una hipertensión endocraneal.

Nos ha ayudado el estudio del EE mediante inyecciones de sustancias radiopacas e isótopos radiactivos, así como también mediante tomografías axiales computarizadas (TAC). De este modo, confirmamos la existencia de una presión negativa en el EE del adulto, atribuyendo la aparición de la misma al inicio del tercer mes de gestación, debido a que, en esa etapa, se inicia el crecimiento desigual ente la médula espinal y su estuche óseo.

INDICACIONES

La anestesia por vía epidural es una técnica que permite el alivio de la sensación de dolor durante el parto, lo que disminuye el nivel de ansiedad de la madre. También posibilita técnicas instrumentales (fórceps, etc.).

Asimismo, se utiliza en intervenciones quirúrgicas, como operaciones desde el ombligo hacia abajo, y especialmente en miembros inferiores, pelvis y/o genitales. Tambien puede inyectarse a niveles más altos, cuidando mucho de no provocar problemas respiratorios.

Consiste en introducir una aguja de calibre 20 o 22 (especialmente la aguja de Tuohy) entre las apófisis espinosas lo mismo que para el bloqueo aracnoideo, pero en este caso la punción será para inyectar anestésico u otro fármaco, en el espacio epidural. También se utiliza esta técnica de anestesia por vía caudal.

El punto de punción es casi idéntico al de la técnica de la anestesia raquídea, pero aquí nos referimos a la **punción del espacio epidural.**

Revisión de la anatomía

El espacio epidural se extiende desde el agujero occipital donde la duramadre se desdobla en dos capas y se adhiere firmemente hasta el coxis, donde se cierra en el hiato sacro.

La capa externa de la duramadre cubre la superficie ósea del interior del conducto raquídeo (corresponde al periostio), y la capa interna corresponde a la duramadre que recubre la médula espinal. El espacio entre estas dos capas se llama **espacio epidural, que se cierra a nivel del agujero occipital.** Este espacio está relleno de tejido conjuntivo, vasos sanguíneos y, como ya se ha comentado, presenta presión negativa. La máxima anchura posterior de este espacio es de unos 6 mm. (como ya comentó Cheng, en la tabla I, en la página 15) y corresponde a la región dorsal y lumbar, aunque varía según la altura. En la zona inferior, este espacio culmina en la región sacrococcígea.

Lo que explica que las soluciones depositadas en el espacio epidural, no pueden penetrar en la cavidad craneal ni provocar un bloqueo por encima del primer par de nervios cervicales. Las punciones a un nivel muy alto entrañan el peligro de paro respiratorio e incluso paro cardíaco.

El límite caudal del espacio epidural viene dado por el ligamento sacrococcígeo. Hay que recordar que la médula espinal llega hasta la vértebra LII-LIII y que el resto corresponde a la cola de caballo (fig. 14).

Se le llama anestesia epidural o anestesia peridural, y consiste, en pocas palabras en introducir un anestésico local (u otra sustancia o líquido) en el espacio epidural, bloqueando así las terminaciones nerviosas a la salida de la médula espinal.

Técnica de punción

Consiste en introducir una aguja de calibre 20 o 22 (especialmente la aguja de Tuohy) entre las apófisis espinosas lo mismo que para el bloqueo aracnoideo, pero en el espacio epidural (EE). En este momento, se puede introducir un catéter para inyectar más anestesia o prolongar su duración. La punción se realiza con el fin de inyectar anestesia u otro producto, pero específicamente en el espacio epidural. También se utiliza esta técnica de anestesia por vía caudal. Es una técnica empleada en tratamientos del dolor, como en las llamadas clínicas del dolor.

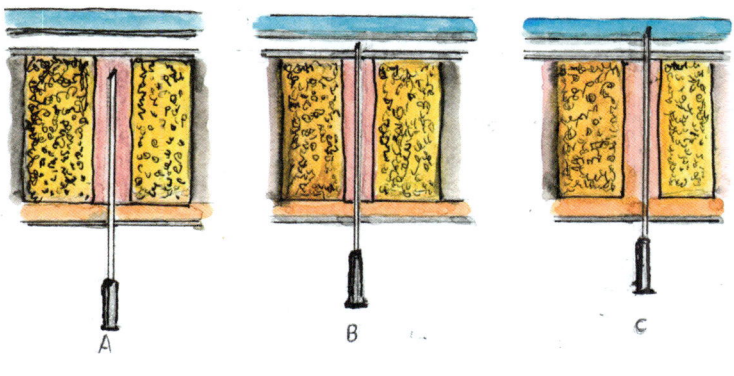

Figura 37

En la imagen A, podemos ver cómo la punta de la aguja atraviesa las siguientes capas: tejido epitelial, tejido celular subcutáneo, tejido muscular y ligamentos. En la imagen B, observamos la punta de la aguja en el espacio epidural, y en la imagen C, la punta de la aguja se encuentra en el espacio aracnoideo. La técnica es casi idéntica a la de la anestesia raquídea.

Esto explica que las soluciones depositadas en el espacio epidural (imagen B) no pueden penetrar en la cavidad craneal ni provocar un bloqueo por encima del primer par de los nervios cervicales.

Los límites laterales del espacio epidural se continúan rodeando a los nervios raquídeos.

El material utilizado aquí es similar al de la punción intradural (además, todas éstas técnicas de bloqueos nerviosos deben realizarse con material extremadamente estéril). Puede utilizarse una aguja de pequeño calibre (19), pero, dado que existe la posibilidad de que se produzca una analgesia de mayor duración, o que la intervención se prolongue, es muy probable que sea necesario mantener la anestesia de la zona. Por ello es preferible utilizar la aguja de Tuohy que permite insertar un catéter para añadir más anestesia o mantener la analgesia postoperatoria.

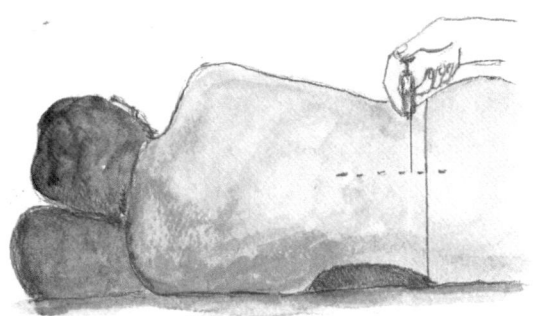

Fig 38

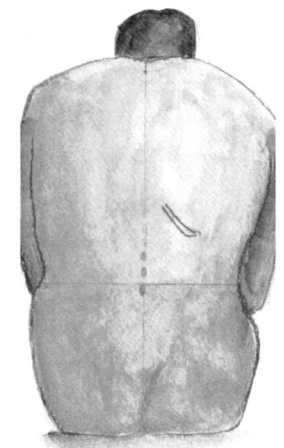

Fig. 39

En las figuras 38 y 39, podemos ver cómo localizar el posible lugar de punción: se traza una línea imaginaria que une las dos crestas ilíacas la cual coincide con el nivel entre las vértebras L IV y L V.

La cantidad de anestesia será de entre 10 y 30 cc de bupivacaína al 0,25 % o al 0,5 % Ambas con adrenalina.

La posición del paciente puede ser sentado, o en decúbito lateral, preferentemente sobre el lado izquierdo, ya que en esta posición no se produciría una compresión de la vena cava inferior. Si se coloca sobre el lado derecho, podríamos comprimir la arteria aorta abdominal lo cual genera problemas circulatorios significativos.

La otra posición sería la del paciente sentado lo que facilita que, al inclinarse, deje la zona lumbar en mejor disposición para introducir la aguja en la zona intervertebral y así acceder al espacio epidural. (figura 40).

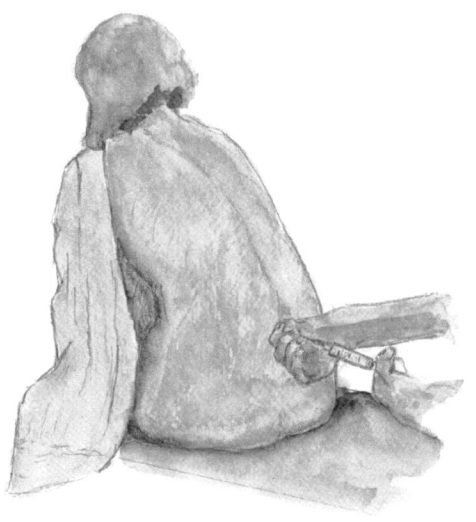

Fig. 40

En la figura 40 observamos que, al introducir la aguja, debe hacerse muy lentamente para notar la penetración a través de las distintas capas, y en especial del ligamento amarillo, como se aprecia en la figura 37. Siempre es importante utilizar una aguja de bisel corto; la más indicada para el espacio epidural es la aguja de Tuohy.

Como en el espacio epidural existe una presión negativa, al llevar a cabo la punción es necesario detectarla, y esto se consigue mediante con dos técnicas:

1) Poniendo una gota del mismo anestésico o de suero fisiológico en la oliva de la aguja. Al traspasar el ligamento amarillo y entrar en el espacio epidural, la propia presión negativa aspirará dicha gota, lo que nos confirmará que estamos en el EE. Es fundamental asegurarse de que se trata realmente del espacio epidural, y no del espacio subraquideo; para ello, se debe comprobar que no sale líquido cefalorraquídeo que puede distinguirse del anestésico porque es caliente y no frio como este último.

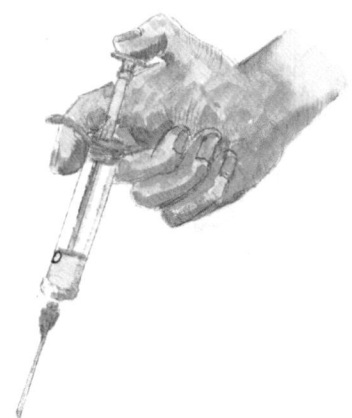

Fig. 41.

2) Esta segunda técnica consiste en poner anestésico o suero fisiológico en una jeringuilla de vidrio o de plástico especialmente diseñada para la punción epidural dejando una burbuja de aire en el interior. Si estamos entre tejidos, al comprimir el émbolo, dicha burbuja se deformaría; pero si estamos en el espacio epidural es decir, en una zona de presión negativa, al empujar el émbolo, la burbuja de aire no varía de forma. También aquí es imprescindible verificar que estamos realmente en el espacio epidural y no en el espacio intradural (imagen 41). En este momento se comenzará a inyectar el anestésico. Si tenemos dudas de que no estamos en el espacio epidural, conviene inyectar lentamente unos 3 centímetros cúbicos del líquido anestésico y esperar entre 5 y 10 minutos para comprobar la cantidad y la zona anestesiada. Si está bien, se inyectará el resto de la dosis. Es importante realizar una sedación previa para evitar la ansiedad del paciente y así facilitar su colaboración con el anestesiólogo.

Si fuese necesario colocar un catéter para prolongar la anestesia, este es el momento adecuado para hacerlo permitiendo, en ocasiones, mantener una analgesia durante un periodo de tiempo más prolongado.

COMPLICACIONES

La primera complicación y sin duda la más frecuente, es localizar y asegurarse de que se está en el espacio epidural, ya que la anestesia epidural admite entre 20 y 30 cc de líquido. En cambio, en el espacio sudural lo correcto es **no** exceder los 2 cc de anestésico, ya que en el espacio epidural se requiere una dosis diez veces superior a la raquídea.

Una nueva punción (de unos 5 a 10 cc puede ser recomendable en casos especiales, así como la inyección de corticoides preferentemente cortiscna, que retiene sodio (Na) y provoca retención de líquidos. Es importante que el paciente, después de la punción, se mantenga en la posición más cómoda posible.

Algunas circunstancias desaconsejan la práctica de una inyección epidural, como, por ejemplo: anemia, enfermedades neurológicas, enfermedades respiratorias, trastornos psíquicos, malformaciones de la columna vertebral, edad pediátrica (en algunos casos), septicemias (por el riesgo de infección de las maniobras y tejidos contiguos).

Otra posible complicación es la **hipotensión**, que puede causar un choque primario. Su gravedad depende mucho del estado del paciente, y se relaciona con la pérdida del tono vasomotor debido a un bloqueo simpático, así como con la disminución del retorno venoso al corazón derecho. Si ocurre al inicio de una anestesia brusca, la posibilidad de un paro cardíaco es muy alta ya que actúa sobre la dilatación de los vasos sanguíneos, (los cuales se hallan bajo control simpático). En estos casos, lo aconsejable es mantener al paciente en **reposo absoluto.**

El tratamiento consiste en la inyección intravenosa de efedrina.

Otro riesgo es una inyección accidental directa en un vaso sanguíneo. Debe tenerse especial cuidado para evitar que la anestesia pase del espacio epidural al espacio aracnoideo, ya que el anestésico, al encontrarse en el espacio epidural, no debería pasar más allá del agujero occipital, donde este espacio anatómico termina.

La cefalea (cefalea postpunción dural) es una complicación poco frecuente en esta técnica, pero posible. Mejora con reposo, la administración de suero fisiológico endovenoso y controles repetidos de la tensión arterial. Esta cefalea suele deberse a un escape de líquido cefalorraquídeo (LCR) y aparece generalmente dentro de las 24 horas Posteriores a la punción. En algunos casos, podría considerarse la inyección de suero fisiológico hipertónico, incluso si el paciente se muestra receloso.

BLOQUEO CAUDAL VIA SACRA

Esta técnica consiste en un bloqueo epidural (EE), pero aquí el sitio varía en que la entrada o lugar de inserción de la aguja se realiza a través del hiato sacro, que corresponde a la continuación del espacio epidural. El líquido inyectado se distribuye por fuera de la duramadre.

La aguja se introduce a través del extremo inferior del conducto raquídeo, el cual se encuentra entre la última vértebra sacra (5.ª), y está cubierto por una delgada capa de tejido fibroso llamada membrana sacrococcígea, limitada por las astas del sacro a cada lado y en la línea media por un punto situado aproximadamente por encima de la apófisis de la cuarta vértebra sacra, en forma de V o U invertida, se encuentra la entrada a dicho conducto. A veces, su ubicación mediante palpación resulta complicada. En su interior se encuentra un tejido adiposo laxo y muy vascularizado por un plexo venoso. Este conducto comunica libremente con el EE de la región lumbar y contiene: el saco dural (que se continúa con el filum terminale), los nervios sacros, el nervio coccígeo, los plexos venosos ya mencionados y la parte final de la cola de caballo. En general, el saco se extiende hasta la segunda vértebra sacra y, posteriormente se encuentra la cola de caballo.

Los nervios sacros y el primero coccígeo salen de la pared lateral del sacro (de ambos lados), muy cerca unos de los otros y emergen en forma de abanico a través de sus respectivos agujeros saliendo también rodeados o envueltos por la duramadre. El conducto caudal posee una capacidad de entre 6 a 8 ml. pero se pueden inyectar hasta 20 o 30 ml; si se excede el sobrante del líquido puede salir por los agujeros sacros.

Indicaciones

Esta técnica se utiliza preferentemente en intervenciones de ano, porción inferior del recto, periné, cistoscopias, uretra, radioterapias en próstata o cuello uterino, colocaciones de agujas de radio y en obstetricia (ya que no alteran las contracciones, aunque no desaparecen, y el trabajo de parto continúa. A pesar de que la posición es complicada para la inyección, está contraindicada en casos de placenta previa, deformidades del raquis, rotaciones fetales, etc. Se recomienda para todas las pequeñas intervenciones que afecten la llamada zona de la *silla de montar*.

En caso de hipotensión, conviene estar preparado para administrar una droga vasopresora como efedrina, fenilefrina o metoxamina.

Técnica

El paciente debe colocarse en decúbito prono. Es aconsejable poner una almohada debajo de las caderas para elevar la región sacra y así facilitar la localización de los puntos de referencia. Con el dedo índice izquierdo se debe, palpar hacia arriba hasta la región sacra. (son de fácil detección, y se introducirá la aguja figuras 42 y 43. Como de costumbre en las punciones del EE se recomienda hacer una aspiración.

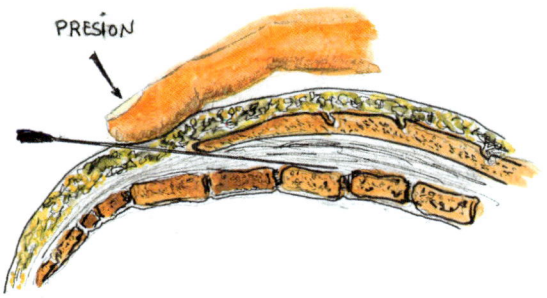

Figura 42. Bloqueo sacro

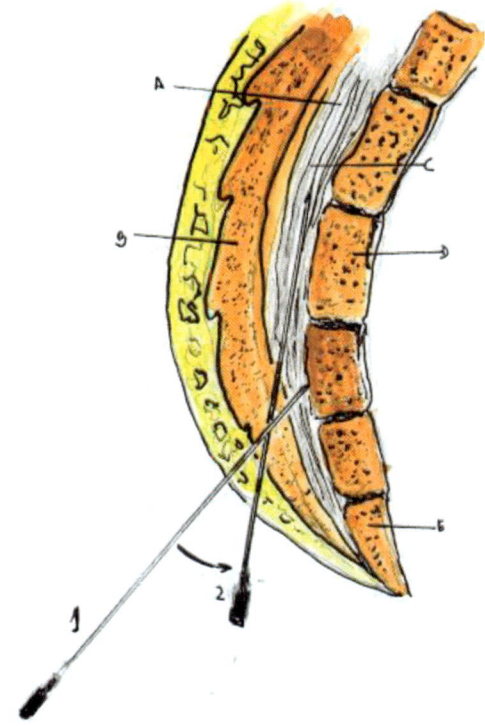

Figura 43

Bloqueo sacro. 1) La aguja choca con la pared anterior, 2) pasar luego a la posición 2. A) Conducto sacro, E) cresta sacra, C) filum terminale, D) hueso sacro, E) coxis.

Para controlar que no se haya puncionado un vaso sanguíneo, se debe realizar una aspiración previa. Si la respuesta es negativa, se inyecta la solución elegida. Debe tenerse siempre en cuenta que el campo esté completamente estéril y que el líquido a inyectar sea hipobárico o hiperbárico, según la patología del paciente. Se recomienda inyectar lentamente entre 3 y 5 ml para verificar que la solución haya actuado correctamente, y esperar unos cinco minutos antes de inyectar el resto de la dosis.

Causas de fracaso

1) Imposibilidad de encontrar el conducto sacro debido, a la dificultad para localizar los puntos de referencia del hiato sacro.

2) Problemas de permeabilidad a la solución inyectada, como el uso de un líquido demasiado diluido.

3) Agujeros sacros demasiado grandes, lo que ocasiona la fuga del líquido fuera del conducto.

4) Desviación de la aguja que no encuentra el camino correcto, lo que lleva a una inyección en una zona incorrecta.

5) Presencia de un tabique, que impide la distribución simétrica del anestésico y limita su acción a una sola zona.

6) Otras alteraciones anatómicas del conducto, que pueden hacer que la aguja puncione un vaso sanguíneo, provocando una hemorragia y posibles reacciones generalizadas del paciente.

Reacciones toxicas del paciente al fármaco inyectado.

BIBLIOGRAFÍA

Alfidi, R. J. Computed tomography of the torax and abdomen Preliminary report. Radiology 117, 257, 7. 1975.

Arey, L. B. Developmental anatomy. W. B. Saunders Co., 1955.

Adriani J. The clinical pharmacology of local anesthetics. Clin. Pharmacol. 1960.

Balas, G. I. Regional anesthesia for surgery on the shoulder. Anesth. Analg. 50. 1036, 1975.

Bonica, J. J. Advances in Neurology, Vol. 4, 309 y 449, 1974.

Bryce-smith, B. Pressure in the extradural space Anaesthesia 5,213, 1950.

dogliottI, A. M. Tratado de anestesia. 1943.

Benumof, L. A. Total spinal anesthesia following intrathoracic intercostal nerve blocks. Anesthesiology, 1975.

Bonica J. J. The management of pain, Vols I-II, end. Lea & Febiger, Philadelphia, 1990.

Bromage, P.R. Spread and site of actionof epidural analgesia. Int. Anesthesiol. Clin. 1963.

Bromage, P. R. Spread of analgesic solutions in the epidural space and their site of action, A statistical study, Brit. J. Anesthe. 1962.

Bonica J. J. Advances in Neurology. (International Symposium on Pain) Raven Press Publishers, 1974.

Carpenter, M. B. Neuroanatomía humana. Ateneo, The Williams & Wilkins Co., Baltimore, 1976.

Carron, H. Regional anesthesia, techniques and clinical applications. Grune & Stratton, 1984.

Cheng, P. A. Tip. Needle for epidural anesthesia. Anesthesiology, 1958.

Diccionario de la lengua española. Madrid: Real Academia Española, 1992.

Diccionari enciclopèdic de medicina. Barcelona.

Dogliotti, A. M. Method of differential block in pain relief. Anesthesiology, 1955. Handbook in local anesthesia. W. B. Saunders Company, Philadelphia.1980.

Flórez J. Reig., E. Terapéutica farmacológica del dolor. Eunsa, 1993.

Figueredo E. Técnicas de identificación del espacio epidural. Revista Española de Anestesiología y Reanimación 2005.

Lawrence, E. D. Spinal epidural block. Anesthesiol. 9, 601, 1948.

Laporte, J. R. Índex Farmacològic 1992.

Lund, P. C. Peridural analgesia in surgery and therapeutics. Pennsylvania Med, 1956.

macintosh, R. R. Observation on the epidural space.

macintosh, R. R. Extradural space indicator. Anesthesia, 1950.

McQuay H. J. Epidural analgesics. En: Wall P. D. Texbook of pain 3ª., Ed., New York, Churchill-Livingstone, 1986.

Macintosh, R. R. Lumbar puncture and spinal. Livigstone Ltd, 1956.

Massanas-Rosado, J.; Bares, P. «Las "opioid like substances: ¿qué son? ¿Qué papel desempeñan en el trabajo del parto?» Clinica e Investigación en Ginecología y Obstetricia, 1994.

Moore D. C. Bridenbaug, (subarachnoid) block. A review of 11,574 cases. JAMA, 1966.

Nalda, F. M. A. Physiology of extradural analgesia. Rev. Esp. Anest. Rean, 21, 1974.

Nalda, Felipe. Un nuevo método para localizar el espacio extradural. Rev. Esp. Anest. Rean. 21, 794, 1974.

Negamine-Koich. Clinical and biochemical study of accidents in peridurography. Nooya, J. Med. Sci. 32, 1970.

Ruano Gil. Contribution to the study of the origin of leptomeninges in the human embriyo. Acta Anato. 1973.

Schwartz A. Reliability of drug history in analgesic users . Lancet, 1984, 1163, 1164.

Schmidt, R. A. Chronic pelvic pain. Intermediate course, 89th Annual Meeting of American Urological Association, San Francisco, 1994.

Schorr, M. R. Needles, some points to think about. Anesth. Analg, parte I, 1966.

Sjogren, P., Bannjng, A. Pain sedation and reaction time during long-term treatment of cancer patients with oral and epidural opioid. Pain, 1989.

Smith T.C. The lumbar spine and subarachnoid block. Anesthesiology, 1968.

Taylor, N. B. Manual de fisiología aplicada. 6ª. ed., Salvat, 1995.

Testut, L.; Latarjet, A. Anatomía humana, Tomo III ed. Salvat, Barcelona 1944.

Tuohy, E. B. Use of continuous spinal anesthesia using urethral catheter technic. JAMA, 1945.

Umeda, S.; Arai, T. Cadaver anatomic analysis of the best site for chemical lumbar sympathectomy. Anesth. Analg., 1987.

Ventafridda, V.; Folchi C. Neurolitic blocks in perineal pain. En: Bonica J. J. Advances in pain research and therapy. New York. Raven Press, 1979.

Waggener, J. P. The membranous coverings of neuronal tissues an electron microscope study. J. Neuropathol. Neurol, 1967.

Zarzur, E. Anatomic studies of human lumbar ligamentum flavum. Anesth. Analg., 198.

AGRADECIMIENTOS

Quiero Expresar un profundo reconocimiento a las personas e instituciones que con su valiosa cooperación y fundamental apoyo, han hecho posible esta labor.

Al Departamento de Anatomía Humana de la Facultad de Medicina de Barcelona y, en especial, a su catedratici director, profesor doctor don Domingo Ruano Gil, verdadero maestro por quien siento una gran admiración y respeto, que me ha alentado y estimulado en este quehacer, y a quien deseo sinceramente no defraudar.

Al profesor adjunto doctor don Antonio Tejedo Mateu, extraordinario y eficacísimo colaborador, quien me ha mantenido activo y vibrante mi interés en esta investigación, y ha sido mi más fuerte apoyo y la más sabia ayuda para realizarla.

Dentro del Hospital Clínico y Provincial de Barcelona, a la Cátedra de Anestesiología y Reanimación y Clínica del Dolor y en especial a su Catedrático profesor doctor don Miguel Ángel Nalda Felipe, y a mis compañeros de servicio.

A la Cátedra de Patología y Clínica Quirúrgica, del Servicio de Traumatología del Hospital Clínico de Barcelona.

A la Sección de Isótopos Radiactivos (Medicina Nuclear) del Hospital Clínico de Barcelona.

Al Servicio de Radiología del Hospital Clínico de Barcelona.

A la Cátedra de Anatomía Patológica de la Facultad de Medicina de Barcelona.

Al Centro Radiológico Computarizado de Barcelona.

Y a todos los compañeros y amigos que, con la mejor disposición, me han animado y ayudado, les reitero también, mis más expresivas gracias.

ÍNDICE